TRAITÉ DU GOITRE

ÉTUDIÉ SPÉCIALEMENT

DANS LE DÉPARTEMENT DU PUY-DE-DOME

PAR

Le Docteur V. NIVET

Chevalier de la Légion d'honneur,
Médecin de l'Hôtel-Dieu, Professeur à l'École de médecine et de pharmacie,
Médecin des épidémies,
Vice-Président du Conseil d'hygiène et de salubrité,
Membre de l'Académie des sciences, belles-lettres et arts de Clermont-Ferrand,
Membre honoraire de la Société anatomique,
Membre correspondant des Sociétés d'hygiène, d'hydrologie, d'émulation,
médico-chirurgicale, médico-pratique,
Ancien Interne en médecine des hôpitaux de Paris, etc.

CLERMONT-FERRAND

TYPOGRAPHIE ET LITHOGRAPHIE G. MONT-LOUIS

Rue Barbançon, 2

1879

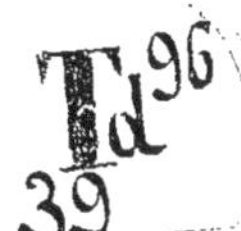

TRAITÉ

DU GOITRE

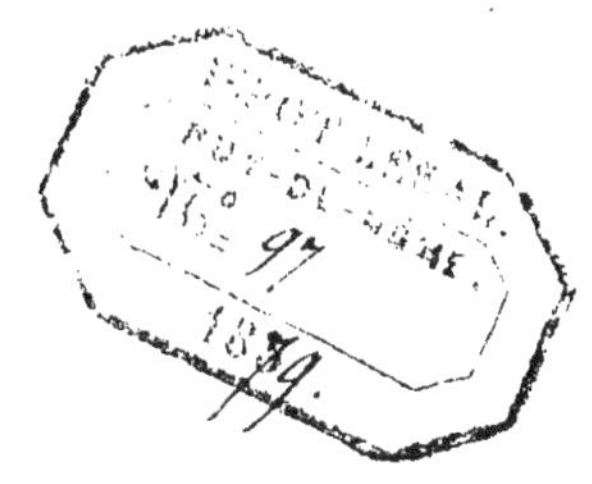

TRAITÉ

DU GOITRE

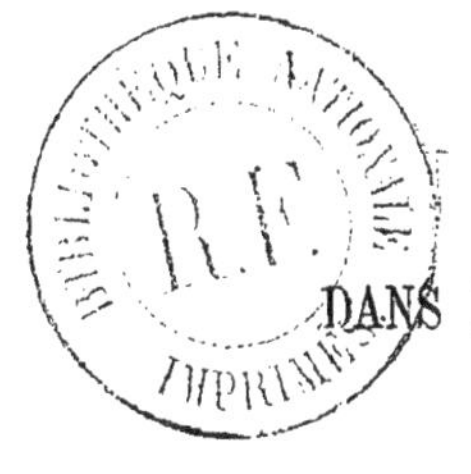

ÉTUDIÉ SPÉCIALEMENT

DANS LE DÉPARTEMENT DU PUY-DE-DOME

PAR

Le Docteur V. NIVET

Chevalier de la Légion d'honneur,
Médecin de l'Hôtel-Dieu, Professeur à l'École de médecine et de pharmacie,
Médecin des épidémies,
Vice-Président du Conseil d'hygiène et de salubrité,
Membre de l'Académie des sciences, belles-lettres et arts de Clermont-Ferrand,
Membre honoraire de la Société anatomique,
Membre correspondant des Sociétés d'hygiène, d'hydrologie, d'émulation,
médico-chirurgicale, médico-pratique,
Ancien Interne en médecine des hôpitaux de Paris, etc.

CLERMONT-FERRAND

TYPOGRAPHIE ET LITHOGRAPHIE G. MONT-LOUIS

Rue Barbançon, 2

1879

AVANT-PROPOS

RENSEIGNEMENTS HISTORIQUES.

Les premières études sérieuses que nous avons faites sur les engorgements thyroïdiens remontent au mois de juillet 1851. A cette époque, une épidémie de goîtres aigus se manifesta parmi les soldats du 18e régiment de ligne qui étaient logés dans la caserne du boulevard du Séminaire. Le professeur H. Lecoq, ayant appris que nous nous occupions du goître épidémique, eut l'obligeance de nous remettre un mémoire du docteur Lavort, dans lequel ce savant professeur de clinique médicale racontait l'histoire d'une maladie semblable qui avait régné, pendant l'année 1822, parmi les élèves du collége de Clermont.

Une copie de ce travail, accompagnée de notes géologiques rédigées par H. Lecoq, avait été envoyée à Breschet qui l'avait gardée dans ses cartons, au lieu de la présenter à l'Académie des sciences, ainsi qu'il l'avait promis.

Dans ce mémoire, écrit en entier de la main de Lavort, ce professeur attribuait les goîtres qu'il avait observés, chez les élèves du collége, à l'usage qu'ils avaient contracté d'aller boire au robinet d'une fontaine, le cou tendu et la tête fortement portée en arrière et cela durant les récréations, c'est-à-dire couverts de sueur, et pendant qu'ils se livraient à des exercices plus ou moins violents. Les faits que nous avions recueillis, en 1851, nous avaient conduit à des conclusions analogues ; nous écrivions, en effet, au mois de janvier 1852 : que l'action de boire de l'eau très-froide ou d'exposer le cou à l'action d'un courant d'air froid, pendant que le corps est en sueur, pouvait déterminer le goître (1).

Peu de temps après, un médecin militaire qui possédait le *Recueil des mémoires de médecine, de chirurgie et de pharmacie militaires*, ayant bien voulu nous confier cette précieuse collection, il nous fut possible de compléter les recherches que nous avions déjà commencées.

Le goître épidémique est signalé par Charmeil en 1783, et par les chirurgiens militaires en 1812, 1818, 1820 et 1825 ; mais les docteurs qui parlent des épidémies qui ont régné, à ces diverses époques, ne se sont nullement occupés de l'étiologie de cette maladie (2).

En 1830, M. Chevalier, dans un mémoire sur le goître aigu qu'il désigne sous le nom inexact de thyroïdite, a fait l'histoire d'une épidémie qui a régné, pendant les années 1826-1827, parmi les soldats casernés à Briançon (3). De même que Lavort, ce médecin militaire attribue cette affection à l'eau froide ingérée pendant que le corps est en sueur. Gérard est du même avis (1840). En 1853, le baron Larrey a rangé, parmi les causes des engorgements thyroïdiens, les courants d'air qui agissent sur le cou pendant qu'il est en moiteur ; il invoque d'autres causes encore, nous les ferons connaître en temps et lieu.

Pendant que nous étions occupé à recueillir les documents qui ont été publiés dans nos *Etudes sur le goître épidémique*, M. le docteur Devilliers nous invita à lui envoyer les résultats de nos recherches sur l'étiologie du goître ; il avait l'intention, nous écrivait-il, de communiquer notre réponse à son collègue Jolly, membre de l'Académie de médecine.

Ces renseignements furent envoyés et, bientôt après, nous reçûmes une lettre fort spirituelle, mais un peu trop autoritaire, dans laquelle Jolly fustigeait rudement le provincial qui osait porter la main sur l'arche sainte édifiée par ses maîtres les plus autorisés.

(1) *Note sur les goîtres estival épidémique et variqueux. Annales S. L. et I.* de l'Auvergne, an. 1852. Une part de ce travail revient au docteur Menuau.

(2) Recueil des mém. de méd., de chir. et de pharm. milit., tome XII, 2e série, 1853.

(3) Recueil des mém. de méd. et de chir. milit., tome XXIX, 1e série, 1830. Voir pour les autres citations la table des auteurs à la fin de ce volume.

Nous étions plein de respect pour notre honorable adversaire, nous ne pouvions pas nous mettre en lutte contre lui ; nous gardâmes le silence, tout en continuant d'accumuler de nouvelles preuves en faveur de l'étiologie des goîtres aigus et chroniques, telle que nous la comprenons aujourd'hui.

La rancune du charmant écrivain, qui a conservé jusqu'à son dernier jour sa vivacité et son style élégant et facile, ne fut pas de longue durée, car la Commission des épidémies, dont il faisait partie, nous fit accorder quelques mois plus tard, par l'Académie de médecine, une médaille d'argent, en récompense de notre rapport sur l'épidémie de rougeoles, de croups et d'angines pseudo-membraneuses qui avait régné à Ceyrat pendant le printemps de 1862.

Nos recherches, sur le goître épidémique, étaient un acheminement vers l'étude du goître héréditaire et endémique. Cette dernière maladie devint bientôt l'objet spécial de nos préoccupations.

Le rapport de la Commission savoisienne et le *Traité du goître et du crétinisme*, de Niepce, pouvaient nous fournir des points de comparaison intéressants ; nous les lûmes avec une attention scrupuleuse.

Afin de rendre plus intelligibles pour nous les faits exposés dans ces deux ouvrages, nous résolûmes de faire un voyage dans la Tarentaise, la Maurienne et le pays de Chamounix.

Arrivé à Epière, nous prîmes un guide qui nous conduisit à St-Alban-des-Hurtières. Nous atteignîmes ce village au moment où l'on commençait la grand'messe.

Nous nous étions figuré, en quittant l'Auvergne, que les montagnards savoisiens étaient rustres et sauvages ! Nous trouvâmes au contraire des paysans très-polis qui nous obligèrent à nous asseoir sur le banc de la fabrique : c'était chose heureuse, car, de cet endroit, nous dominions toute la nef et une grande partie du chœur de l'église. Les voix qui partaient de la tribune nous rappelaient bien un peu le coassement de la grenouille, mais nous oubliâmes bien vite cette impression désagréable lorsque le curé monta en chaire : à ce moment, toutes les têtes se renversèrent en arrière pour mieux voir le prédicateur, et nous nous trouvâmes en présence d'une magnifique collection de goîtres de toutes les formes et de tous les volumes ; les hommes aussi étaient goîtreux comme les femmes, mais leurs cous étaient moins volumineux. De même que les femmes, ils ne portaient pas de cravate.

A notre retour à Epière, nous faillîmes être victime d'un accident qui, heureusement, n'eut pas de gravité.

Nous avions aperçu quelques mules dans une écurie de ce village, nous examinâmes leur cou et nous pûmes facilement constater que le corps thyroïde, chez l'une d'elles, était notablement augmenté de volume ; chez une autre il était normal.

Au moment où nous venions de terminer notre examen, nous nous approchâmes d'un mulet qui était attaché à son râtelier et mangeait sa provende; c'était un acte imprudent. Après nous avoir regardé de travers, il se ramassa sur lui-même, nous serra fortement contre sa crêche et nous lança ensuite une ruade qui nous jeta sur sa litière. Nous nous relevâmes un peu étourdi et fort humilié de notre chute, et nous reconnûmes que l'un des fers du méchant animal nous avait fortement contusionné l'aine gauche. Le coup avait porté, heureusement, à trois ou quatre centimètres en dehors des vaisseaux cruraux.

L'heure du départ était arrivée; nous partîmes pour Saint-Jean-de-Maurienne, où nous fûmes obligé de prendre deux jours de repos.

Pendant ce voyage nous avons étudié, autant que possible, les conditions hygiéniques au milieu desquelles vivent les habitants des vallées de la Tarentaise et de la Maurienne; nous avons parcouru, à pied, les villages de Saint-Alban-des-Hurtières, d'Epière, d'Aiguebelle, de Sigismond, de Tours; les communes d'Albertville, de Notre-Dame et de Ste-Hélène-des-Millières, etc.

Ces voyages terminés, nous ne pouvions pas quitter les Alpes sans avoir vu, ne fût-ce que de loin, quelques glaciers et le Mont-Blanc. En abandonnant la Maurienne, nous nous rendîmes à Genève et de là à Chamounix. Le soir de notre arrivée dans cette jolie petite ville, au moment où le soleil allait se coucher, un léger brouillard enveloppait les montagnes ; un coup de vent survint qui balaya ce voile importun et, quelques instants après, nous assistions à l'illumination des glaciers. Nous aurions pu croire, si nous avions ignoré la véritable cause de ce splendide phénomène, qu'un vaste incendie, allumé derrière la montagne du Brévant, se réfléchissait dans les glaciers et les transformait en rivières de diamants. Bientôt après, l'illumination avait cessé et la nuit, devenue sombre et froide, nous obligea à nous réfugier dans l'hôtel où nous étions logé.

Chamounix renferme un très-petit nombre de goîtreux.

Pendant notre voyage en Savoie, nous avons visité une partie bien limitée des Alpes, mais ce voyage a laissé dans notre mémoire des souvenirs qui nous ont permis de bien comprendre les descriptions de Niepce et l'excellente carte topographique qui accompagne le rapport de la Commission savoisienne; notre but était atteint.

Revenu à Clermont, nous achevâmes la rédaction de nos *Études sur le goître épidémique,* qui furent publiées au commencement de l'année 1873.

Quelques exemplaires de cet ouvrage furent envoyés au Comité consultatif d'hygiène de France. L'examen de cet opuscule fut confié à notre savant confrère, M. Bergeron. Le résultat de cet examen fut heureux pour nous; il nous valut une médaille d'argent, quelques éloges auxquels nous attachons une grande importance, et des critiques dont nous ferons notre profit.

Nous citerons deux passages seulement du rapport du docteur Bergeron. Le premier renferme les phrases suivantes: «Un fait sur lequel les observateurs (modernes) sont d'accord, et sur lequel M. Nivet a insisté plus que tout autre, c'est que le goître aigu reconnaît pour cause déterminante l'action d'un froid vif sur le corps en sueur, soit que dans cet état les individus boivent de l'eau très-fraîche, soit qu'ils exposent leur cou à une bise glaciale.»

Le rapporteur résume ensuite, dans le deuxième passage, le résultat de ses appréciations : « Quoi qu'il en soit, dit-il, le Mémoire de M. Nivet constitue une véritable monographie, dans laquelle l'auteur a surtout analysé, avec un soin extrême, les diverses conditions étiologiques auxquelles on rapporte généralement le développement du goître, et ce travail intéressant, qui atteste une fois de plus le savoir et le zèle de notre honorable correspondant, méritait, à coup sûr, d'être signalé à l'attention du Conseil (1). »

Nous avons appris, avec une grande satisfaction, par ce

(1) Rapport sur les travaux des Conseils d'hygiène et de salubrité. Paris, J.-B. Baillière, an. 1875.

rapport, que l'étiologie du goître aigu dont nous nous sommes déclaré le défenseur, n'était pas contestée; mais des doutes étaient émis par le Comité consultatif d'hygiène de France, relativement aux causes des goîtres héréditaires que nous avions sommairement indiquées.

Les critiques contenues dans le rapport de M. Bergeron tendent, en effet, à prouver que cet auteur refuse d'admettre que l'engorgement thyroïdien à marche rapide puisse devenir l'origine, le point de départ du goître endémique. Une proposition aussi nette, formulée par un savant pour lequel nous professons la plus grande estime, méritait de notre part un examen approfondi; cet examen a duré cinq ans. M. Bergeron nous pardonnera, nous en avons l'espérance, d'avoir, en présence des preuves nombreuses que nous avons recueillies pendant ces longues années d'études, persisté dans nos convictions premières.

Il résulte des faits et des discussions contenus dans l'important rapport sur le goître et le crétinisme, de M. Baillarger, que la cause spécifique du goître endémique est tout aussi introuvable que la quadrature de cercle. Ce fait ayant été parfaitement démontré par le célèbre aliéniste, nous avons pensé que le moment était venu d'appliquer aux engorgements thyroïdiens les règles étiologiques que l'on applique aux maladies des autres organes glanduleux ou glandiformes.

Ce principe accepté, nous serons autorisé à dire que le goître aigu déterminé par les causes prédisposantes et occasionnelles dont les effets n'ont pas été contestés, peut se transformer en goître chronique sous l'influence des conditions qui provoquent les mêmes changements dans les organes analogues et malades de la même manière.

Nous espérons démontrer plus loin, que le passage du goître aigu à l'état chronique est souvent dû à l'influence de l'hérédité, de l'anémie ou du lymphatisme ; ou bien à l'action répétée des causes prédisposantes et occasionnelles ; ou enfin à la négligence que mettent les malades à traiter les engorgements thyroïdiens dont ils sont affectés.

Bien des années se sont écoulées depuis que nous avons publié nos *Études sur le goître épidémique;* voici comment nous avons employé le peu de loisirs que nous laissent nos occupations de tous les jours.

Quelques analyses d'eaux potables avaient été faites antérieurement à 1874 (1); nous avions besoin d'en posséder un grand nombre; nous allons indiquer les moyens qui nous ont permis de nous procurer ces utiles documents. Le 5 février 1874, nous fîmes don, à l'Académie des sciences, belles-lettres et arts de Clermont-Ferrand, d'une somme de 600 francs qui devait être donnée en prix au meilleur mémoire sur les analyses des eaux potables du département du Puy-de-Dôme. Le 5 mars, l'Académie accepta cette donation; de plus, elle ajouta au don que nous avions fait une somme de 400 francs.

Le programme que nous avions soumis à l'examen d'une commission spéciale fut approuvé le 2 juillet, et, le 2 décembre 1875, sur le rapport de M. Lamotte, le prix fut partagé entre M. Finot, sous-directeur de la Station agronomique du Centre et M. Charles, pharmacien de première classe.

Dans la séance de novembre de la même année nous avions offert une nouvelle somme de 600 francs qui fut portée à 1,000 francs par l'Académie; ce deuxième prix fut accordé plus tard à M. Finot, qui l'avait bien mérité (2).

Ce sacrifice peu important, si l'on tient compte des résultats obtenus, nous a procuré les analyses des eaux potables de 34 communes, dont les unes sont situées sur les granites ou les terrains cristallisés, d'autres sur le basalte et l'argile, les laves modernes, la pépérite ou le calcaire marneux magnésien, d'autres enfin sur les alluvions anciennes ou modernes.

Parmi ces communes, il en est qui présentent des goîtres, tandis que d'autres n'en offrent pas, quoiqu'elles soient situées sur des terrains semblables, et que leurs habitants boivent des eaux dont la composition est à peu près la même.

Mon beau-frère, H. Lecoq, l'un des naturalistes les plus distingués du centre de la France, a publié, en 1861, un grand atlas géologique du département du Puy-de-Dôme (3). Nous avons trouvé

(1) Nous citerons, entre autres, l'analyse des eaux potables de Clermont, de M. Bergounhioux, chef des travaux chimiques de l'École de médecine et de pharmacie. Voir nos *Études sur le goître épidémique*.

(2) Voir les Mémoires de l'Académie des sciences, belles-lettres et arts de Clermont-Ferrand, années 1874-1875, etc.

(3) La petite carte publiée par M. Baudin, ingénieur des mines, nous a également été très-utile.

dans cet ouvrage des renseignements détaillés sur la nature des terrains qui forment le sous-sol de toutes les communes de notre contrée. Les ouvrages de Ramond, de Michel Bertrand et de H. Lecoq et les publications de l'Observatoire nous ont fourni, d'autre part, des données importantes sur les variations de la température et de la pression atmosphérique, sur la direction et l'intensité des vents ; nous en avons profité. Ces notions diverses nous ont en effet permis d'apprécier et de décrire comparativement le climat de la Limagne et celui de la région montagneuse de notre département.

Nous avions encore à résoudre une importante question : il était indispensable de rechercher, pour chaque commune, le nombre des goîtreux qui ont été déclarés impropres au service militaire pendant un certain nombre d'années.

M. Bonjean, chef de bureau à la préfecture, a bien voulu se charger de cet important travail et il l'a conduit à bonne fin, ce dont nous lui sommes très-reconnaissant. Cette statistique minutieuse nous a permis de déterminer, d'une manière exacte, le nombre des conscrits réformés pour cause de goître. Ces chiffres représentent en même temps la proportion des engorgements thyroïdiens dans la population masculine. Nous avons vainement cherché à obtenir des documents précis sur les femmes goîtreuses; nous avons reconnu que les tableaux envoyés par les maires, à la préfecture du département, étaient presque tous inexacts.

Les tableaux qui nous ont été fournis par M. Bonjean, nous ont permis de dresser la carte de la distribution des goîtres dans les diverses communes du département du Puy-de-Dôme. Cette carte, sur laquelle nous avons indiqué les chaînes de montagnes et les principales rivières, nous a mis à même de démontrer que les courants atmosphériques venant des monts Dômes, exercent une action goîtrigène manifeste sur les Limaniens qui habitent dans les vallées et sur les collines qui se trouvent sur le trajet des vents qui ont passé sur ces montagnes.

Nous avions pensé, il y a quelque temps déjà, que la réunion, pendant les saisons chaudes, d'un grand nombre d'individus dans des chambres ou des dortoirs chauds et insuffisamment aérés, pouvait prédisposer à la production des orchites, des oreillons et des goîtres aigus.

Les faits observés, en 1876, par M. le docteur Barberet, médecin en chef du service militaire de l'Hôtel-Dieu de Clermont, tendent à confirmer notre opinion. Pendant les mois de mai, de juin et de juillet de ladite année, la moitié du 16e régiment d'artillerie qui habite, dans la caserne des Paulines, des chambres encombrées, chaudes et insuffisamment aérées, présenta, successivement, de nombreux cas d'orchites, d'oreillons et de goîtres aigus, tandis que l'autre moitié, qui était logée dans des baraques au pied des montagnes, n'offrit aucune des maladies que nous venons de nommer. Nous donnerons plus loin tous les détails nécessaires pour faire ressortir l'importance des observations que nous venons de citer.

Avant de terminer cette notice historique, nous devons consciencieusement avertir nos lecteurs qu'ils rencontreront, dans notre livre, un certain nombre de répétitions. Nous avons imité en cela les avocats, qui ont toujours le soin de rappeler plusieurs fois aux juges qui doivent apprécier leurs plaidoiries, les arguments qui leur paraissent les plus convaincants et les plus décisifs.

TABLEAUX STATISTIQUES ET GÉOLOGIQUES

DU DÉPARTEMENT DU PUY-DE-DOME

NOMS DES TERRAINS.	ABRÉVIATIONS.
Terrains cristallisés	Ter. crist.
Granite	Gran.
Gneiss, micaschiste	Gneiss, micas.
Porphyre	Porph.
Terrain bouiller	Ter. houil.
Houille	Houil.
Lignite	Lign.
Argile	Arg.
Calcaire marneux magnésien	Cal. m. mag.
Calcaire siliceux	Cal. silic.
Calcaire à friganes	Cal. à frig.
Terrains volcaniques anciens	Ter. vol. anc.
Terrains volcaniques modernes	Ter. vol. mod.
Trachytes	Trach.
Conglomérats trachytiques	Conglom.
Basalte	Basal.
Pépérite	Pépér.
Lave moderne	Lav. mod.
Alluvions tertiaires	All. ter.
Alluvions anciennes	All. anc.
Alluvions modernes	All. mod.

TRAITÉ

DU GOITRE

CONSIDÉRATIONS GÉNÉRALES

SUR LA TOPOGRAPHIE, L'HYDROGRAPHIE ET LA GÉOLOGIE ; ET SUR LA STATISTIQUE DES GOITRES DU DÉPARTEMENT DU PUY-DE-DOME (1).

Le département du Puy-de-Dôme est placé au centre de la France, entre 45°,18′ et 46°,16′ de latitude septentrionale; et 0°,5′,54″ et 1°, 36′ de longitude à l'est du méridien de Paris.

Son extrémité orientale est à 116 kilomètres de son extrémité occidentale, et son étendue, du nord au sud, est de 97 kilomètres.

Il est limité, au nord, par le département de l'Allier; à l'ouest, par ceux de la Creuse et de la Corrèze; au midi, par ceux du Cantal et de la Haute-Loire; à l'est, par celui de la Loire.

Les parties les plus élevées de ce département sont : dans les groupes des monts Dores, le pic de Sancy, qui atteint 1885 mètres; dans la chaîne des monts Dômes, le puy de Dôme, qui s'élève à 1465 mètres; dans les montagnes du Forez, Pierre-sur-Haute, qui est à 1640 mètres au-dessus du niveau de la mer.

Les parties les plus basses descendent : dans le bassin de la Dordogne, à 487 mètres; dans le bassin de la Sioule, à 350 mètres;

(1) Nous nous bornerons dans cet ouvrage à indiquer les notions géologiques indispensables pour mettre le lecteur à même d'apprécier l'influence que les terrains exercent sur la production du goître.

dans celui de l'Allier, à 257 mètres au-dessus du niveau de la mer (1).

Envisagé au point de vue de la topographie et de l'hydrographie, notre département doit être divisé en plusieurs régions.

La première comprend les pentes occidentales des monts Dores et des monts Dômes, et les plaines montagneuses qui leur servent de soubassements du côté de l'ouest.

Ces plaines sont divisées en deux bassins secondaires ; le premier, moins étendu, est placé dans la région méridionale, c'est celui de la Dordogne ; l'autre, plus considérable, occupe la région septentrionale, c'est celui de la Sioule. Nous citerons, pour mémoire, le fragment de bassin du Cher qui correspond au canton de Pionsat.

La seconde région est formée par le bassin de l'Allier, auquel appartiennent les pentes orientales des monts Dores et des monts Dômes, les pentes occidentales des montagnes du Centre et la plaine de la Limagne.

La troisième région répond au bassin de la Dore, à la formation duquel concourent les pentes occidentales des montagnes du Forez et les pentes orientales des montagnes du Centre.

(1) M. Gonod, dans sa description du Puy-de-Dôme, Paris, 1834, dit que l'Allier, à son entrée dans le département, est à 397 mètres et à sa sortie à 257 mètres au-dessus du niveau de la mer.

PENTES ET PLAINES MONTAGNEUSES OCCIDENTALES.

Le grand plateau montagneux qui s'étend depuis le bassin tertiaire de la Limagne jusqu'aux limites de la Creuse et de la Corrèze, depuis le département de l'Allier jusqu'à celui du Cantal, a pour sous-sol des terrains dans lesquels domine le granite, le gneiss et le micaschiste; on rencontre, cependant, du côté du nord, des étendues assez considérables de porphyres. Une grande vallée houillère, creusée dans les terrains cristallisés et se dirigeant du sud au nord, commence dans la commune de la Bessette et va finir dans celle de Saint-Éloy.

Assez large à son origine, elle se rétrécit ou manque au milieu du département, pour s'élargir de nouveau à sa terminaison, endroit où elle est l'objet d'une exploitation importante.

Les monts Dores occupent la partie méridionale de ce vaste plateau, ils sont composés, à leur centre, de puissantes assises de trachytes et de conglomérats trachytiques ; ce massif trachytique est lui-même entouré d'une grande ceinture de terrains basaltiques, qui est incomplète du côté du nord-ouest et se prolonge, du côté du sud, jusque dans le département du Cantal. Un certain nombre de pics et de petites montagnes, à cimes basaltiques, sont disséminés, au-delà de cette ceinture principale, sur les parties du plateau occidental qui correspondent au bassin de la Dordogne et à la région supérieure du bassin de la Sioule. Parmi ces basaltes, les uns reposent sur les terrains cristallisés, les autres sur des argiles.

Enfin on remarque, dans la partie méridionale du bassin de la Dordogne, des dépôts assez considérables de conglomérats trachytiques.

Les terrains volcaniques anciens, qui forment les monts Dores, ont été si profondément creusés et détruits par les eaux, dans certains endroits, que les sables et les galets des ravins et des vallées reposent sur les terrains cristallisés. La chaîne des monts Dômes commence dans la commune d'Aydat, non loin de l'extrémité septentrionale des monts Dores ; elle est plus rapprochée que ces dernières montagnes du bassin tertiaire de la Limagne. Elle va du sud au nord et se compose d'une série de cônes volcaniques modernes et de montagnes domitiques qui sont entourés de scories et de pouzzolanes. Ces scories et ces pouzzolanes cachent, dans beaucoup d'endroits, l'origine d'un certain nombre de coulées de laves qui descendent, du côté de l'est, dans les vallées tributaires du bassin de l'Allier; du côté de l'ouest, dans les vallées qui appartiennent au bassin de la Sioule. Les formations basaltiques sont moins nombreuses et moins importantes autour des monts Dômes que dans le voisinage des monts Dores.

Si on laisse de côté les volcans de Pagnat et de Chalard, les puys principaux de la chaîne des monts Dômes s'élèvent à plus de 1000 mètres au-dessus du niveau de la mer.

Au-delà des monts Dômes, dont le dernier cône volcanique est en deçà du village de Charbonnières-les-Vieilles, les points culminants sont formés par des gneiss, des micaschistes, des granites ou des porphyres.

La grande ligne hydrographique qui sépare le bassin de l'Allier de ceux de la Dordogne et de la Sioule, commence entre la Godivelle et Saint-Alyre ; elle se dirige vers le nord-ouest en passant sur des plateaux basaltiques. Au-dessus de Compains, elle franchit une montagne volcanique moderne et retrouve ensuite les basaltes puis les trachytes qui la conduisent au sommet du pic de Sancy d'où elle redescend sur les trachytes et plus loin sur les basaltes d'Aurières; au-delà de ce village elle remonte sur le puy de Mont-Chaud. Après avoir dépassé cette montagne, elle suit les cimes des monts Dômes jusqu'au puy de Pagnat, qui est à l'ouest et assez près de Charbonnières-les-Varennes. A cet endroit elle s'éloigne de la Limagne, passe sur un plateau basaltique de 985 mètres de hauteur et redescend sur les crêtes formées par les porphyres, les granites, les gneiss et les micaschistes. Près de Saint-Pardoux, elle se reporte vers l'est et s'arrête dans la commune de Champs. Au-delà du plateau basaltique dont nous avons parlé en dernier lieu et qui avoisine Manzat, la hauteur des points culminants, parcourus par la ligne hydrographique, varie entre 760 et 548 mètres au-dessus du niveau de la mer.

Une ligne hydrographique secondaire sépare le bassin de la Dordogne de celui de la Sioule. Elle quitte la grande ligne occidentale au-delà du lac de Guéry, passe entre Murat-le-Quaire et Laqueuille, entre Briffons et Heume-l'Église et suit, à sa terminaison, la limite septentrionale de la commune de Fernoël; sa direction générale est du sud-est au nord-ouest.

BASSIN DE LA DORDOGNE.

La Dordogne, qui arrose la vallée du Mont-Dore, est formée par deux ruisseaux dont nous indiquerons bientôt les origines.

La vallée du Mont-Dore est entourée, du côté de l'est, du sud et de l'ouest, d'une demi-ceinture de hautes montagnes que domine le pic de Sancy.

Les flancs de ce pic sont profondément creusés, du côté du nord, par la vallée d'Enfer, dont les arêtes vives, les parois dénudées et hérissées de rochers pointus ou anguleux offrent une teinte grise et un aspect sauvage qui légitiment le nom qu'on lui a donné.

Le fond de cette gorge, rempli d'éboulements et de débris, présente, même en été, quelques amas de neige salis par la poussière ou par les détritus qui se détachent du sommet.

Des deux côtés de la vallée du Mont-Dore, les montagnes trachytiques, ravinées par les eaux, désagrégées par les pluies et les gelées, offrent tantôt des escarpements d'où s'échappent de belles cascades, tantôt des pentes moins rapides sur lesquelles s'étagent des bois de hêtres d'un beau vert et, plus haut, de grands sapins, au feuillage sombre, au milieu desquels on respire une atmosphère balsamique fort appréciée des baigneurs et des buveurs d'eau.

Au-dessus des bois de sapins commence la zone des pâturages qui couvrent les plateaux élevés et les hautes montagnes.

Deux petits cours d'eau forment les sources de la Dordogne; le premier, la Dore, vient d'un marais tourbeux qui est à 1720 mètres au-dessus du niveau de la mer, entre le pic de Sancy et le pan de la Grange. Après avoir cheminé pendant quelque temps au milieu des herbages, la Dore se précipite du haut d'un escarpement trachytique et s'engage dans une vallée qui porte son nom et où elle coule sur des terrains alunifères ou des roches trachytiques.

Au fond du ravin elle donne naissance à une deuxième cascade et se dirige ensuite vers la ville du Mont-Dore.

La Dogne a son origine sur les pelouses du puy de Cacadogne; elle s'enfonce ensuite sous les ombrages des sapins, des sorbiers et des alisiers, en formant des sinuosités nombreuses qui portent le nom de cascade du Serpent. Bientôt ce cours d'eau se jette dans la Dore, dans un endroit couvert de buissons de hêtres et de débris de roches trachytiques.

Telles sont les origines de la Dordogne.

Avant d'arriver à la ville des Bains, cette rivière reçoit, à gauche, les ruisseaux du val d'Enfer et du vallon de la Cour; à droite, les petits cours d'eau qui viennent du roc de Cuzeau, du roc Barbu et de la grande cascade.

Bientôt la Dordogne, rapide, bruyante, torrentueuse, traverse la ville du Mont-Dore et arrose de belles et fraîches prairies. Après un trajet de deux kilomètres, ses eaux se mêlent à celles des grands ruisseaux qui descendent de la cascade de Queureuilh et du lac de Guéry. Du côté opposé, le ruisseau de Cliergue, qui a mis en mouvement les roues de la scierie, se réunit à elle, après avoir formé successivement les cascades du Plat-à-Barbe et de la Vernière.

Au-delà de la Bourboule, la Dordogne s'engage dans une gorge étroite qui la conduit au pont de Saint-Sauves.

Plus loin, elle creuse son lit dans les terrains cristallisés du plateau occidental, se rapproche de plus en plus de la direction sud-ouest, et rejoint le Chavanon au moment où elle sort de notre département pour suivre la limite séparative du Cantal et de la Corrèze.

Entre Saint-Sauves et la Bessette, la Dordogne reçoit plusieurs cours d'eau importants qui ont leur source dans les cantons de Tauves et de Latour.

Les pentes méridionales des monts Dores donnent naissance à plusieurs ruisseaux, parmi lesquels nous remarquons la Rue et la Tarentaine, qui vont rejoindre la Dordogne sur le territoire du département du Cantal.

Le bassin de la Dordogne, largement ouvert du côté du sud-ouest, n'est dominé par aucune chaîne, par aucun groupe de montagnes capable de dévier ou de refroidir brusquement les courants atmosphériques qui viennent de l'occident. D'où il suit que les goîtres sont rares dans cette partie du département du Puy-de-Dôme. La commune la plus maltraitée compte 1 goîtreux pour cent conscrits. Il suffira de jeter un coup d'œil rapide sur le tableau suivant, pour s'assurer de l'exactitude de l'opinion que nous venons d'émettre.

Tableau statistique des Goîtres dans le bassin de la Dordogne (1).
(Rive droite.)

NOMS des communes.	SOUS-SOL des chefs-lieux des communes (2).	Proportion des goîtres pour 100 conscrits	NOMS des communes.	SOUS-SOL des chefs-lieux des communes.	Proportion des goîtreux pour 100 conscrits.
Saint-Sauves.	Grès rouge.	0	Messeix..........	Ter. crist.	0
Briffons..........	Ter. crist.	0	Bourg-Lastic.	Ter. crist.	0.29
St-Julien-Puy-Lav.	Ter. crist.	0	Murat-le-Quaire...	Basalte, conglom.	0.94
Savennes........	Ter. crist.	0	Mont-Dore.......	Trach., conglom.	0.99
Fernoël..........	Granite.	0			
(Rive gauche.)					
Labessette........	Ter. crist.	0	Espinchal........	Basalte.	0
Bagnols..........	Ter. crist.	0	Chastreix.	Basalte.	0
St-Genès-Champ. .	Granite.	0	Picherande.......	Basalte.	0
Trémouille-St-L...	Ter. crist.	0	Egliseneuve (Besse)	Basalte, ter. crist.	0.53
Avèze.	Ter. crist.	0	Tauves.	Ter. crist.	0.66
Larodde.	Ter. crist.	0	Saint-Donat......	Granite.	0.75
Singles..........	Granite.	0	Latour..........	Basalte.	0.83
La Godivelle......	Basalte.	0	Cros.	Ter. crist.	1.00
Communes ne fournissant pas de goîtreux : 17. — Communes fournissant des goîtreux : 8.					

BASSIN DE LA SIOULE.

La vallée de la Sioule est ouverte du côté du nord. Les cours d'eau qui concourent à la formation de cette rivière naissent, les uns sur les flancs des monts Dores et des monts Dômes, les autres sur la portion du grand plateau montagneux composé de micaschistes, de gneiss, de granites et de porphyres, qui est située entre la Sioule et le département de la Creuse.

Les pentes qui descendent des cimes des monts Dores et appartiennent au bassin de la Sioule, présentent, dans le canton de Rochefort, des montagnes trachytiques, et, plus bas, des puys couronnés de basaltes qui reposent sur des argiles.

(1) Ce bassin correspond à la zone supérieure du bassin de l'Allier.

(2) Dans les tableaux placés à la fin de cet ouvrage, nous indiquerons la nature de tous les terrains qui forment le sous-sol des communes où l'on trouve des goîtres.

Plus loin, à mesure qu'on avance vers le nord, on observe, sur les terrains inclinés qui remontent jusqu'aux pieds des monts Dômes : des basaltes, mais surtout des cheires de scories et de pouzzolanes, et des laves modernes dont quelques-unes descendent jusqu'au bord de la Sioule. Sur plusieurs points les terrains cristallisés sont à nu.

Les principales coulées de lave sont, en allant du sud au nord : 1° celle qui se rend à Nébouzat ; 2° celle qui arrive à Olby ; 3° celle qui vient du puy de Côme, passe à Mazaye, et s'arrête près de St-Pierre-Roche ; 4° la seconde coulée de lave qui, sortie du puy de Côme, se réunit, à Pontgibaud, à la coulée qui vient de Louchadière.

Des sources d'eaux pures, limpides et très-froides sortent de dessous ces laves.

Au-delà de Saint-Ours, les terrains cristallisés (micaschistes, gneiss, granites et porphyres) ne sont pas recouverts par des terrains volcaniques.

Un certain nombre de puys basaltiques sont disséminés sur le plateau montagneux occidental, dans la partie la plus élevée du bassin qui nous occupe. Une seule coulée de lave moderne a été signalée sur la rive gauche de la Sioule ; elle appartient à la commune de Bromont et descend jusque dans le lit de la rivière.

Ces renseignements terminés, nous allons étudier les principaux cours d'eau qui concourent à la formation de la Sioule.

1° A son origine, cette rivière est formée par le trop plein du lac de Servière, qui est à 1202 mètres au-dessus du niveau de la mer. A sa sortie de ce lac, elle coule sur le basalte ; plus loin, elle s'enfonce dans les argiles, passe à St-Bonnet et à Olby, et rejoint la Miouse au pont Armurier, bien au-dessus du village de St-Pierre-le-Chastel.

Elle reçoit dans ce trajet : à droite, les ruisseaux des communes de Vernines et de Nébouzat ; à gauche, le Sioulet d'Orcival, qui naît sur le trachyte à une hauteur de 1400 mètres.

2° Deux sources se réunissent pour donner naissance à la Miouse ; l'une est à 1118 mètres et l'autre à 1280 mètres au-dessus du niveau de la mer. Née de cette double origine, la Miouse marche vers le nord-ouest, dans une vallée à pentes abruptes, et traverse la commune de Laqueuille ; bientôt elle se dirige vers le nord et arrose la commune de Heume-l'Eglise. Elle reçoit, à gauche, le ruisseau de Gelles et, arrivée près du pont Armurier, elle perd son nom en mêlant ses eaux à celles de la Sioule.

3° Les ruisseaux qui viennent des cantons d'Herment et de Pontaumur, cheminent sur les terrains cristallisés. Le cours d'eau principal, qui passe dans cette dernière ville, a reçu le nom de Sioulet. Il coule sur des pentes moins rapides que celles qui sont parcourues par la Sioule et ses ruisseaux tributaires. La réunion de la Sioule et du Sioulet a lieu au-dessous des gorges si pittoresques de la Chartreuse.

Au-delà de Saint-Jacques, la Sioule s'enfonce dans une vallée généralement étroite, sinueuse et profonde ; elle abandonne le département du Puy-de-Dôme près de St-Quintin ; à cet endroit, son lit atteint à peine la hauteur de 350 mètres au-dessus du niveau de la mer.

Ce cours d'eau traverse, plus loin, une partie du département voisin et va se joindre à l'Allier (rive gauche).

Les ruisseaux nés sur les pentes qui unissent les monts Dores et les monts Dômes aux plaines montagneuses occidentales sont alimentés par des sources très-froides, dont la température varie entre + 6 et 11 degrés centigrades; ils cheminent sur des penchants fort inclinés et forment de nombreuses cascades et cascatelles qui contribuent à bien aérer les eaux qui les alimentent.

Ces eaux, en dehors des époques où règnent les pluies ou les orages, sont pures et limpides; elles contiennent des proportions insignifiantes de chaux et de magnésie. Cette dernière substance s'y trouve en quantité très-minime, même lorsque la source s'échappe entre les basaltes et les argiles.

Ainsi, à St-Pierre Roche, la quantité de chaux, par litre, est de 0 gr. 0092 et celle de magnésie est de 0 gr. 0045.

Dans les communes dont le sous-sol est formé par des terrains cristallisés, à St-Avit et à la Celle, par exemple, la quantité de magnésie varie entre 0 gr. 0072 et 0 gr. 0009. (Finot.)

Dans la partie haute du bassin de la Sioule qui correspond à la zone moyenne du bassin de l'Allier, le nombre des communes sans goître est de 26; celui des communes où cette maladie existe est de 13. Le chiffre maximum des goîtreux est de 2,66 pour cent. (C. d'Olby.)

Enfin, dans la région ou zone inférieure du bassin de la Sioule on compte 22 communes où le goître manque et 13 où on l'observe. A St-Gal, la proportion des goîtreux est de 2,35; à St-Remy-de-Blot, de 4,92 pour cent conscrits.

Nous allons donner quelques détails sur les communes dans lesquelles le goître dépasse le chiffre de 2 pour cent.

Olby est bâti dans une vallée humide, tortueuse, assez profonde, qui se dirige du sud-est vers le nord-ouest. Le ruisseau de Confolant, qui l'arrose, fait tourner les roues de ses foulons; ses eaux potables sortent de dessous la lave; elles sont très-froides.

Le sous-sol de cette commune est composé de lave moderne, de basaltes, de terrains cristallisés et d'argiles. Le nombre des goîtreux est de 2,66 pour cent conscrits.

Pontgibaud, centre important d'industrie, est sur la rive droite de la Sioule; ses maisons sont construites sur la lave moderne, quelques-unes sont très-rapprochées de la rivière. Un grand nombre de rez-de-chaussées de ces maisons, qui sont fort humides, servent de chambres à coucher.

Les eaux potables sortent de dessous la lave; elles sont très-froides. Les chemins et les champs cultivés offrent des pentes rapides et rendent la marche et le travail fatiguants.

Un certain nombre d'habitants sont occupés dans les laveries, où ils sont continuellement exposés à l'action de l'humidité. La proportion des goîtres est de 2,02 pour cent conscrits.

La commune de St-Gal, dans laquelle on compte 2,35 goîtreux sur cent conscrits, est sur la rive droite et assez près de la Sioule; un petit ruisseau traverse ce village dont le sous-sol, ainsi que celui du reste de la commune, est composé de terrains cristallisés. Les parties hautes de la commune atteignent 518 mètres; les parties basses, 364 mètres au-dessus du niveau de la mer.

Le territoire de St-Remy-de-Blot comprend un grand nombre de villages et de hameaux qui sont tous construits sur des terrains cristallisés. La hauteur du sol varie entre 388 et 967 mètres au-dessus du niveau de la mer.

La plupart de ces villages sont sur des plateaux boisés, des pentes élevées ou dans des vallons peu profonds; quelques-uns cependant sont très-rapprochés de la Sioule.

Nous devons reconnaître que l'étude de la topographie et de la géologie de cette commune ne nous a pas permis de nous rendre compte de la détérioration de la population qui l'habite. Ce qu'il y a de certain, c'est que les scrofules, les infirmités diverses, la taille insuffisante, font exempter un grand nombre de conscrits. C'est une mauvaise commune au point de vue du recrutement. Les villages sont malpropres et les habitants sont pauvres.

La proportion des goîtreux est de 4,92 pour cent, parmi les hommes (1).

Nous terminerons ce chapitre en indiquant le nombre des goîtreux, pour cent conscrits, qui ont été fournis, par chaque localité, dans le bassin de la Sioule ; nous signalerons, en même temps, la nature des terrains qui forment le sous-sol de chaque chef-lieu de commune.

Tableau statistique des goîtres dans le bassin de la Sioule. — Zone supérieure (2).
(Rive droite.)

NOMS des communes.	SOUS-SOL des chefs-lieux des communes.	Proportion des goîtreux pour 100 conscrits.	NOMS des communes.	SOUS-SOL des chefs-lieux des communes.	Proportion des goîtreux pour 100 conscrits.
Chapdes-Beaufort..	Porphyre.	0	Allagnat.........	Basalte, lave.	0
Vernines-Aurières.	Basalte.	0	Saint-Ours.......	Ter. crist., porphyre.	0.79
St-Bonnet-p.-Orciv.	Argile.	0	St-Pierre-le-Chast.	Ter. crist.	0.89
Nébouzat.........	Lave.	0	Pontgibaud.......	Lave.	2.02
Mazaye..........	Lave.	0	Olby............	Lave.	2.66
(Rive gauche.)					
Saint-Germain....	Ter. crist.	0	Montfermy.......	Porphyre.	0
Tortebesse.......	Ter. crist.	0	St-Hilaire-les-M..	Ter. crist.	0
Saint-Avit.......	Granite.	0	Laqueuille.......	Trachyte, conglom.	0
La Celle.........	Granite.	0	Herment.........	Basalte, argil.	0
Condat..........	Granite.	0	St-Pierre-Roche..	Argil.	0
Saint-Etienne.....	Granite.	0	Giat............	Granite.	0.40
Tralaigues.......	Granite.	0	Gelles..........	Granite.	0.43
Orcival..........	Granite.	0	Perpezat........	Argil.	0.63
Sauvagnat.......	Ter. crist.	0	Rochefort.......	Basalte.	0.63
Combraille.......	Ter. crist.	0	Verneugheol......	Ter. crist.	0.81
Miremont......	Ter. crist.	0	Prondines.......	Granite.	0.95
Voingt..........	Granite.	0	Pontaumur.......	Ter. crist. porphyre.	0.97
Bromont........	Ter. crist.	0	Puy-St-Gulmier...	Basalte.	1.11
Cisternes-la-Forêt.	Ter. crist.	0	Heume-l'Eglise...	Basalte.	1.78
St-Jacq.-d'Ambur.	Ter. crist.	0			

Nombre des communes sans goîtres : 26. — Nombre des communes ayant des goîtres : 13.

(1) Les agriculteurs commencent à améliorer leurs champs en y jetant de la chaux ; espérons que sous l'influence de cet amendement, les récoltes seront plus abondantes et que les habitants, en s'enrichissant, deviendront mieux portants. Nous n'avons pas visité cette commune.

(2) Cette région supérieure du bassin de la Sioule correspond à la zone moyenne du bassin de l'Allier.

Tableau statistique des goîtres dans le bassin de la Sioule. — Zone inférieure (1). (Rive droite.)

NOMS des communes.	SOUS-SOL des chefs-lieux des communes.	Proportion des goîtreux pour 100 conscrits.	NOMS des communes.	SOUS-SOL des chefs-lieux des communes.	Proportion des goîtreux pour 100 conscrits.
Comps	Ter. crist.	0	Marcillat	Ter. crist.	0
Queuille	Grainte.	0	Pouzol	Porphyre.	0
Vitrac	Granite.	0	St-Quintin	Argile.	0
Blot-l'Eglise	Ter. crist.	0	St-Georg.-de-Mons.	Ter. crist.	0 35
Lisseuil	Ter. crist.	0	St-Gal	Ter. crist.	2.35
			St-Remy-de-Blot	Ter. crist.	4.92
(Rive gauche.)					
Moureuille	Ter. crist.	0	Teilhet	Ter. crist.	0
Montaigut	Porphyre.	0	Youx	Ter. crist.	0
Buxières	Granite.	0	St-Priest-des-Ch...	Granite.	0.39
Durmignat	Ter. crist.	0	Servant	Porphyre.	0.45
Montel-de-Gelat	Granite.	0	Lapeyrouse	Granite.	0.52
Biollet	Granite.	0	St-Eloy	Granite.	0.59
Charensat	Granite.	0	St-Gervais	Granite.	0.64
Ste-Christine	Granite.	0	Villossanges	Granite.	0.72
Espinasse	Granite.	0	Châteauneuf	Granite, porphyre.	0.92
Gouttières	Granite.	0	Menat	Lignite.	1.14
St-Julien-la-Gen.	Granite.	0	Ayat	Granite.	1.51
Sauret-Besserve	Granite.	0			

Total des communes sans goîtres : 22. — Total des communes ayant des goîtres : 13.

Nous avons laissé, en dehors de nos descriptions et de nos tableaux statistiques, les communes qui appartiennent au bassin du Cher. Presque toutes sont situées dans le canton de Pionsat. Voici les renseignements qui concernent ces communes : Vergheas, Bussières, le Quartier et Château-sur-Cher, qui sont sur le granite, n'ont pas de goîtreux. Il en est de même de Roche-d'Agoux, de Virlet, de la Crouzille et d'Ars, qui sont sur le terrain cristallisé; de Saint-Maurice, qui est sur le porphyre. Les communes suivantes, dont le granite forme le sous-sol, fournissent, pour 100 conscrits : Pionsat 0,39 goîtreux, Saint-Hilaire 0,78, St-Maigner 0,80, la Celette 1,40; en tout 13 communes.

(1) Cette zone est placée au niveau de la zone inférieure du bassin de l'Allier.

BASSIN DE L'ALLIER.

Ce bassin est limité, à l'ouest, par la ligne hydrographique qui suit les cimes des monts Dores et des monts Dômes; à l'est, par la ligne hydrographique du centre qui passe à St-Germain-l'Herm et va se terminer à l'endroit où la rivière de la Dore se jette dans l'Allier. Cette dernière ligne arrive à sa plus grande hauteur près de St-Germain-l'Herm, où elle atteint 1121 mètres; à sa terminaison, elle descend à 264 mètres au-dessus du niveau de la mer.

Afin de rendre plus faciles à comprendre les descriptions qui vont suivre, nous diviserons le bassin de l'Allier en trois zones ou régions : la zone supérieure, la zone du milieu et la zone inférieure ou zone septentrionale.

La première correspond aux monts Dores et se termine à la rivière de la Veyre, qui passe à Saint-Saturnin, à Saint-Amant, à Veyre-Monton et aux Martres-de-Veyre.

La seconde est en face des monts Dômes; la troisième est au-delà de ces montagnes (1).

BASSIN DE L'ALLIER. — ZONE SUPÉRIEURE.

A son entrée dans le département, ce cours d'eau est à 391 mètres au-dessus du niveau de la mer (Gonod); il arrose d'abord le vallon de Brassac, dont le sous-sol est composé de terrains houillers, d'argiles et d'alluvions anciennes et modernes; plus loin, il s'enfonce dans les gorges du Saut-du-Loup, qui sont creusées dans les terrains houillers ou cristallisés; puis, la vallée s'élargit et il coule sur des alluvions, depuis le Breuil jusqu'au-delà d'Issoire. Dans ce trajet, il est placé entre deux séries de collines formées de terrains cristallisés, d'argiles, de calcaires et d'alluvions de divers âges; plusieurs de ces collines sont couvertes de coulées basaltiques ou de conglomérats trachytiques.

Au-delà d'Issoire, l'Allier traverse les gorges granitiques de St-Yvoine et la vallée tertiaire qui est placée entre les hauteurs de Parent, et celles de Montpeyroux et de Corent. On rencontre encore, dans cette dernière partie de la vallée, des terrains cris-

(1) Nous indiquerons plus loin les limites qui séparent ces deux dernières zones.

tallisés, des argiles, des calcaires marneux, des alluvions, des basaltes et même des terrains volcaniques modernes (partie sud de Corent).

Revenons maintenant aux limites occidentales du bassin de l'Allier ; nous y trouvons les monts Dores, dont les cimes sont parcourues par la ligne hydrographique. Ces cimes sont très-élevées ; le pic de Sancy en fait partie. Les roches qui forment ces montagnes sont des trachytes et des conglomérats trachytiques. Les grands plateaux montagneux qui les entourent sont en grande partie composés de coulées basaltiques qui couvrent de vastes étendues, surtout du côté du sud-est ; quelques-unes descendent jusque sur les terrains tertiaires du bassin de l'Allier. Plus bas encore, ce sont des plateaux basaltiques isolés qui sont superposés aux argiles et aux calcaires.

Les formations argileuses remontent très-haut dans les vallées qui sont creusées sur les flancs des montagnes.

Les Couses et les ruisseaux qui viennent des monts Dores coulent sur des terrains très-variés ; leur lit est souvent très-profond, surtout quand ils arrivent dans le voisinage des terrains tertiaires.

Nous allons maintenant donner quelques détails sur l'origine et la direction des Couses et des ruisseaux qui naissent sur les pentes orientales des soubassements des monts Dores.

1° La *Couse* qui passe à Ardes, va se perdre dans l'Allier près du Breuil ; elle naît sur un plateau basaltique dans les communes de St-Alyre et de Mazoire. Son lit s'approfondit bientôt et elle chemine sur le granite, puis sur la lave qu'elle abandonne pour revenir sur le terrain cristallisé. Plus loin, elle rencontre les argiles, et, plus loin encore, les alluvions modernes.

Parmi les villages qui sont bâtis dans la vallée de cette Couse, un seul présente une notable quantité d'engorgements thyroïdiens : c'est celui de Madriat, dont le sous-sol est composé d'argiles et d'alluvions. On compte dans ce village 5,71 goîtreux pour cent conscrits.

2° Le *ruisseau du Lembron* vient d'un petit bassin calcaire, où l'on trouve Mareugheol, Antoingt et Gignat ; il se jette isolément dans l'Allier.

3° *Couse de Pavin*. Le lac Pavin est à l'ouest et à 4 kilomètres de la ville de Besse, au pied de la montagne de Montchalme, à une assez grande hauteur au-dessus de la route par laquelle on y arrive. Son trop plein descend sur des pentes assez rapides et devient l'origine de la Couse qui porte le nom du lac. Ce grand ruisseau coule sur la lave sortie du pied de Montchalme, jusqu'auprès du village de Saurier. Les parois de la vallée, dans laquelle s'est épanchée cette lave, sont granitiques jusqu'à Saint-Floret, endroit où commencent les alluvions modernes et anciennes qui reposent, elles-mêmes, sur des argiles et des calcaires. Après avoir passé près de Saint-Vincent et traversé Issoire, la Couse de Pavin arrive à l'Allier.

Au-dessus de Saurier, cette Couse reçoit un ruisseau qui vient en partie de la commune de Compains, et en partie de la source sous-lavique qui s'échappe vers l'extrémité de la coulée de Montsineyre.

Les goitres sont assez nombreux dans la commune de Saint-Pierre-Collamine, dont le chef-lieu comprend l'église et une seule maison. Les villages nombreux qui concourent à la formation de cette commune sont sur le basalte, la lave, les terrains cristallisés ou les argiles. (Nombre des goitreux : 4,08 pour 100.)

A Saurier, qui est sur le granite, cette maladie est moins commune (2,43 pour cent).

Vodable est bâti sur une montagne basaltique très en relief ; il a fourni 1,53 goitreux pour cent conscrits.

4° *Couse du lac Chambon.* Le grand ravin de Chaudefour, qui descend des monts Dores du côté de l'est, est creusé, au niveau de ses parties les plus élevées, dans les trachytes et les conglomérats ; plus bas, dans le granite. Le ruisseau qui parcourt cette gorge profonde et pittoresque contribue, pour une grande part, à alimenter le lac Chambon, dont le trop plein est l'origine de la Couse qui se jette dans l'Allier, près du village de Coudes.

Le lit de la Couse de Chambon, depuis sa sortie du lac, est formé par la lave du volcan de Tartaret, qui passe successivement à Murols, à Verrières, à Montaigut, à Champeix, à Neschers où elle s'arrête. Au-delà de Neschers, ce cours d'eau continue son trajet sur des alluvions ; il ne mêle ses eaux à celles de l'Allier qu'après avoir traversé le village de Coudes. Les goitres sont rares dans cette vallée et dans les vallons qui en sont tributaires. On en trouve cependant quelques-uns à St-Nectaire, à Montaigut-le-Blanc et à Champeix (0,67 à 1,72 pour cent).

Les plus belles sources qui sortent de dessous la lave du Tartaret sont celles de Sachat, près de St-Nectaire.

Sur la rive droite de l'Allier s'élèvent les montagnes du plateau central dont les cimes les plus hautes ne dépassent pas, nous l'avons déjà dit, 1121 mètres au-dessus du niveau de la mer. Elles sont composées de terrains cristallisés qui sont couverts, dans les parties basses des cantons de Jumeaux, d'Issoire et de Sauxillanges, d'assises assez puissantes de terrains argileux. On trouve aussi, dans les vallées et près de la rivière, des alluvions anciennes et modernes.

Au-delà du canton de Sauxillanges, en se rapprochant de l'Allier, on rencontre des terrains argileux entre Saint-Yvoine et Sauvagnat, à Coudes, à Montpeyroux (rive gauche de l'Allier); au sud d'Yronde, à l'est et à l'ouest de Vic-le-Comte, à Parent (rive droite).

On remarque à Ybois et à Orbeil, ou dans leur voisinage, des étendues assez considérables de terrains qui sont couverts de basaltes ou de pépérites.

Nous avons maintenant à donner quelques détails hydrographiques qui nous obligent à revenir dans le canton de Jumeaux.

1° Les petites vallées où sont situés les villages de la Chapelle-sur-Usson, de Champagnat et de Sainte-Catherine, présentent un sous-sol granitique. Dans la commune de la Chapelle-sur-Usson, le nombre des goîtres est de 7,14 pour cent conscrits; ce nombre est de 1,35 à 1,72 pour cent dans les deux autres communes.

2° L'*Eau Mère*, cours d'eau important, arrose le canton de Sauxillanges. Nous trouvons, sur la rive gauche d'un petit ruisseau tributaire, Manglieu qui est sur le granite et compte 3,68 goîtreux pour cent conscrits. Plus bas est Sauxillanges, qui est sur un terrain semblable; il fournit 2,38 goîtreux. Les autres villages, qui sont dans le bassin de l'Eau Mère, présentent un très-petit nombre d'engorgements thyroïdiens.

3° Vient ensuite un petit ruisseau qui traverse Vic-le-Comte; les vallées qui sont arrosées par ses diverses branches naissent sur les calcaires. Les communes que parcourt ce ruisseau sont celles de Laps, de Pignol et de Vic-le-Comte. Parmi ces trois communes, celle de Vic-le-Comte est la seule qui fournisse des goîtreux (3,19 pour cent).

De même que pour les bassins de la Dordogne et de la Sioule, nous allons résumer, dans les tableaux suivants, les renseignements que nous avons recueillis sur la statistique des goîtres et sur la nature du sous-sol des chefs-lieux des communes de la région supérieure du bassin de l'Allier.

Tableau statistique des goîtres dans le bassin de l'Allier. — Zone supérieure. (Rive gauche.)

NOMS des communes.	SOUS-SOL des chefs-lieux des communes.	Proportion des goîtreux pour 100 conscrits.	NOMS des communes.	SOUS-SOL des chefs-lieux des communes.	Proportion des goîtreux pour 100 conscrits.
Coudes..........	Granite.	0	Ludesse..........	Argile.	0
Anzat-le-Luguet..	Ter. crist.	0	Moriat..........	Argile, all. anc.	0
Lameyrand.......	Granite.	0	Grandeyrolles.....	Argile, granite.	0
Roche-Charles....	Granite.	0	Clémensat........	Argile, cal. mar. mag.	0
Olloix...........	Granite.	0	Gignat..........	Argile, cal. mar. mag.	0
Augnat..........	Ter. crist.	0	Sauvagnat........	Argile, cal. mar. mag.	0
Dauzat..........	Ter. crist. basal.	0	Solignat.........	Argile.	0
Courgoul........	Ter. crist.	0	Chidrac..........	Cal. mar. mag.	0
St-Gervazy.......	Ter. crist. argil.	0	Saint-Vincent....	Cal. mar. mag.	0
Beaulieu.........	Ter. crist.	0	Mareugheol.......	Cal. mar. mag.	0
Charbonnier......	Ter. crist.	0	Antoingt........	Cal. mar. mag.	0
St-Floret........	Granite.	0	Authezat.........	Cal. mar. mag.	0
St-Yvoine........	Granite.	0	Plauzat..........	Cal. mar. mag.	0
St-Anastaise......	Granite.	0	St-Saudoux......	Cal. mar. mag.	0
Chambon........	Granite.	0	Boudes..........	Argile all. mod.	0
St-Alyre.........	Basalte.	0	Le Breuil........	Alluv. mod.	0
Ronzières........	Basalte.	0	Meilhaud........	Alluv. mod.	0
Chassagne........	Basalte.	0	Perrier..........	Alluv. anc.	0
Le Vernet.......	Basalte.	0	Chadeleuf........	Alluv. anc.	0
La Chap.-Marcse..	Basalte.	0	St-Cirgues.......	Alluv. mod.	0
St-Diéry.........	Trachyte.	0	Aydat...........	Ter. crist. lave.	0.44
Creste...........	Basal. arg. ter. crist.	0	Brassac..........	Ter. crist., t. houil.	0.46
Besse............	Trachyte.	0	Issoire..........	Alluv. anc. ou mod.	0.59
Villeneuve.......	Basalte.	0	Ardes...........	Ter. crist. lave.	0.60
Le Broc.........	Basalte, cal. mar. mag.	0	St-Germ.-Lembr..	Argil., alluv.	0.61
Chalus..........	Basalte, cal. mar. mag.	0	Champeix........	Granite, lave.	0.67
Pardines.........	Basalte, conglom.	0	St-Nectaire......	Granite.	0.87
Bergonne........	Basalte.	0	Valbeleix........	Granite.	1.05
Mazoires.........	Ter. crist. scories.	0	St-Victor........	Trachyte.	1.17
Compains........	Lave.	0	Vodable.........	Basalt. argil.	1.53
Murols..........	Lave.	0	Rentières........	Lave.	1.58
Verrières........	Lave.	0	Montaigut-le-Bl...	Granite, lave.	1.72
Neschers........	Lave.	0	Saurier..........	Granite.	2.43
Apchat..........	Argile.	0	Saulzet-le-Froid...	Trachyte.	2.59
Collanges........	Argile.	0	St-Hérent........	Ter. crist.	2.70
Vichel..........	Argile.	0	St-Pierre-Colam..		4.08
Ternant..........	Argile.	0	Madriat.........	Argile, alluv. anc.	5.71

Communes sans goîtres : 57. — Communes avec goîtres : 16.

Tableau statistique des goîtres dans le bassin de l'Allier. — Zone supérieure. (Rive droite.)

NOMS des communes.	SOUS-SOL des chefs-lieux des communes.	Proportion des goîtreux pour 100 conscrits.	NOMS des communes.	SOUS-SOL des chefs-lieux des communes.	Proportion des goîtreux pour 100 conscrits.
St-Jean-St-Gerv...	Ter. crist.	0	Aulhat..........	Argile.	0
St-Martin-des-Oll..	Ter. crist.	0	Yronde-et-Buron..	Argile, cal. m. mag.	0
Peslières.........	Granite.	0	Parent..........	Argile.	0
Chaméane........	Granite.	0	Orbeil...........	Cal. m. mag.	0
St-Genès-la-Tour[te]	Granite.	0	Flat.............	Cal. m. mag.	0
St-Quentin.......	Granite.	0	Pignol...........	Cal. m. mag. c. silic.	0
Fayet-Ronaye....	Granite.	0	Parentignat......	Alluv. anc.	0
Aix-la-Fayette....	Granite.	0	Les Pradeaux.....	Alluv. mod.	0
Le Vernet......	Granite.	0	Varennes........	Alluv. mod.	0
Condat..........	Granite.	0	Sugères..........	Alluv. anc.	0
Echandely........	Granite.	0	St-Babel.........	Basalte, pépér.	0.58
Jumeaux.........	Ter. crist.	0	Sallède..........	Phonolithe.	0.58
Val-sous-Chât.....	Ter. crist.	0	St-Etienne-sur-Us.	Granite.	0.71
Auzat-sur-Allier..	Ter. houill.	0	Isserteaux........	Granite.	1.04
St-Jean-en-Val...	Ter. crist.	0	Brenat...........	Argile.	1.12
Eglise-N.-d.-Liards	Granite.	0	Champagnat-le-J..	Granite.	1.35
Usson...........	Basalte.	0	Brousse..........	Porphyre.	1.56
Nonette..........	Arg. cal. m. mag.	0	Ste-Catherine.....	Granite.	1.72
St-Martin-des-Pl..	Argile.	0	Sauxillanges......	Ter. crist., all. mod.	2.38
Lamontgie.......	Argile.	0	Vic-le-Comte....	Argile, cal. m. mag.	3.19
Orsonnette.......	Argile.	0	Manglieu........	Granite.	3.60
St-Remy-de-Char..	Argile.	0	La Chapelle-s.-Us..	Granite.	7.14
Bansat..........	Ter. crist. argile.	0			

Communes n'ayant pas de goîtreux : 33. — Communes ayant des goîtreux : 12.

BASSIN DE L'ALLIER. — ZONE MOYENNE.

La partie du bassin de l'Allier qui est au-dessous et au nord de la précédente doit être divisée en zone moyenne et en zone inférieure. Elle est principalement formée par une grande plaine qui porte le nom de Limagne.

Le long du bord occidental de cette plaine, s'élèvent des plateaux montagneux qui servent de soubassements aux monts Dômes. Ces soubassements sont composés de granites qui sont cachés, dans beaucoup d'endroits, par des basaltes, des scories, des pouzzolanes ou des laves modernes. Puis viennent les arkoses et les argiles contre lesquelles s'appuient de profondes assises de calcaire marneux magnésien qui remplissent la plus grande partie du bassin tertiaire de la Limagne. Les argiles et les calcaires sont recouverts, sur plusieurs points, de coulées basaltiques qui les protégent contre l'action destructive des eaux pluviales.

Pendant la période qui correspond à la formation des arkoses, des argiles, des calcaires et des alluvions tertiaires, la Limagne était transformée en un grand lac dont les eaux s'élevaient à une hauteur de cinq à six cents mètres au-dessus du niveau de la mer. Après le grand cataclysme qui a permis aux eaux du lac de s'écouler vers le nord, et qui a mis à découvert les plaines marécageuses de la Limagne, les terrains tertiaires qui font suite, du côté de l'orient, aux soubassements des monts Dômes, ont été profondément ravinés par les ruisseaux torrentueux qui descendaient de ces montagnes. C'est dans les vallées qui sont résultées de ce grand travail d'approfondissement que se sont épanchées les laves modernes qui sont sorties des flancs ou du pied des monts Dômes, et dont plusieurs sont arrivées sur les calcaires marneux magnésiens de la Limagne.

Après le refroidissement de ces laves, les eaux se sont creusé, au-dessous d'elles, des canaux souterrains qui les conduisent jusqu'aux endroits où elles sortent pour donner naissance à des sources ou des ruisseaux d'eaux vives et limpides. C'est vers l'extrémité des coulées volcaniques, et dans les endroits où les laves ont été entamées par l'action destructive des ruisseaux torrentueux ou par les travaux des hommes, que s'échappent ces sources et ces ruisseaux.

La grande plaine de la Limagne est fort inégale; on y rencontre des séries de collines, des puys isolés, des éminences plus ou moins considérables, dont les parties inférieures sont composées de calcaires marneux magnésiens, pendant que les sommets sont couverts de basaltes, de pépérites, de tufs trachytiques, d'alluvions tertiaires, d'alluvions anciennes ou de calcaires travertins, avec ou sans friganes. Quelques buttes sont entièrement formées de pépérites bitumineuses à ciment calcaire; d'autres de calcaire marneux magnésien.

Au niveau des zones moyenne et inférieure du bassin de l'Allier, le lit de cette rivière devient plus superficiel; ce cours d'eau chemine, presque partout, sur des alluvions modernes superposées aux calcaires marneux magnésiens. Cependant, près de la gare de Vic-le-Comte, aux eaux du Tambour, et dans la commune de St-Maurice, à l'endroit où sortent les sources minérales de Sainte-Marguerite, on trouve le granite à nu.

Au moment où l'Allier arrive à la limite septentrionale de la commune de Ris, elle reçoit la Dore qui lui apporte une quantité d'eau considérable pendant les saisons pluvieuses et à l'époque de la fonte des neiges.

A sa sortie du département du Puy-de-Dôme, l'Allier est à 257 mètres au-dessus du niveau de la mer.

Afin de rendre plus évidente l'action goîtrigène que les courants atmosphériques, venant des monts Dômes, exercent sur certaines parties du département du Puy-de-Dôme, nous allons étudier à part : 1° la zone moyenne, qui est à l'est de ces montagnes, et la zone inférieure qui est plus au nord, et touche, par ses limites septentrionales, au département de l'Allier.

La ligne séparative de la zone moyenne, du côté du sud, passe à Veyre-Monton et au sud du village de Laps.

La limite séparative de la zone moyenne et de la zone inférieure part de Charbonnières-les-Varennes et aboutit à Bulhon.

Nous aurons à étudier, dans ces deux grandes bandes de terrains qui sont parallèles et vont de l'ouest à l'est (1) : 1° la région montagneuse; 2° la région des vallées; 3° la plaine (ancien marais) ; 4° la rive gauche et la rive droite de l'Allier.

Nous allons d'abord nous occuper de la zone moyenne du bassin de l'Allier.

1. Région montagneuse.

Elle comprend les communes de Saint-Genès-Champanelle et d'Orcines.

La plupart des villages qui composent la première de ces communes sont sur le granite, les autres sur la lave (Theix et Fontfreide) ou le basalte (Saint-Genès et Nadaillat).

La commune d'Orcines comprend aussi, dans sa circonscription, de nombreux villages qui sont les uns sur le granite, les autres sur des laves modernes. Les goîtres sont très-peu nombreux dans ces deux communes.

(1) Le tableau statistique des goîtres observés dans les communes de zone moyenne, sera placé à la fin de l'article consacré à l'étude de la zone inférieure.

B. Région des Vallées et des Collines occidentales.

1° La première vallée qui se présente à nous, en commençant du côté du sud, est celle de la *Veyre*. Le fond de cette vallée est occupé par une coulée de lave qui vient probablement du puy de la Vache. Sur cette lave coule le trop-plein du lac d'Aydat, qui porte le nom de rivière de la Veyre, tandis que, sous cette même lave, cheminent les eaux vives qui donnent naissance aux belles sources de Ponteix, de Pagnat et de Tallende. Les deux premières s'échappent au niveau des brisures de la lave, la dernière à l'extrémité de la coulée.

A l'entrée de la vallée, nous trouvons Saint-Saturnin, qui est sur la lave, dans la région montagneuse; ses maisons sont bâties entre les rivières de la Monne et de la Veyre qui sont profondément et étroitement encaissées. On n'y trouve point de goîtres.

La ville de Saint-Amant est un peu plus bas, dans des conditions topographiques géologiques analogues, mais les lits des rivières sont plus larges et moins profonds; la Veyre arrose des prairies au nord de la ville. On y remarque quelques goîtreux.

La commune de Veyre-Monton est composée de villages multiples qui sont dans des conditions topographiques très-diverses; son étude ne peut nous fournir aucun renseignement utile.

Le Crest est à l'extrémité de la coulée basaltique de la Serre, à 600 mètres au-dessus du niveau de la mer; il est construit sur le basalte. Les pentes de la petite montagne sont rapides; elles sont composées de calcaire marneux et couvertes de vignobles. Ce village est très-exposé à l'action des vents. (Proportion des goîtreux : 4,08 pour 100.)

2° *La vallée de l'Auzon*, qui vient après, n'est pas très-profonde; elle est arrosée par un cours d'eau qui porte son nom. Ce cours d'eau tire son origine des sources de Fonfreyde et de Theix, qui proviennent elles-mêmes de la coulée de lave du puy Noir (commune de Saint-Genès-Champanelle).

La source de Julia sort de dessous l'extrémité inférieure de cette coulée, dans la commune du Crest.

Le village de Chanonat, qui est dans cette vallée, est bâti en partie sur la lave, en partie sur le calcaire (nombre des goîtreux pour cent : 0,73). Sur la rive gauche de l'Auzon, s'élève la côte calcaire sur laquelle est situé le village de la Roche-Blanche, où les goîtreux sont dans la proportion de 2,94 pour 100. Au-delà de la Roche-Blanche, la vallée s'élargit, et néanmoins les vents qui viennent des montagnes y acquièrent une grande intensité. Ils rencontrent, sur leur chemin, le village d'Orcet, qui est sur une colline calcaire, et dont les eaux de puits sont très-froides. On y compte 4,16 pour 100 de goîtreux.

Plus loin, on trouve le village du Cendre, qui est à une petite distance de l'Allier; il est sur le calcaire, dans une vallée peu profonde, arrosée par le ruisseau qui passe à Chanonat. (Proportion des goîtreux : 8,10 pour 100.)

3° *Vallée de l'Artières.* — Le ruisseau qui porte ce nom nait sur des terrains granitiques, dans la commune de Saint-Genès-Champanelle; il passe à Ceyrat, qui est en partie sur le granite, en partie sur le calcaire marneux. Un grand nombre de maisons situées dans la partie basse du village sont malsaines, humides et mal aérées. (Nombre des goîtreux pour 100 : 4,14.)

Beaumont est bâti sur un plateau volcanique moderne couvert de vignes, et surélevé au-dessus des régions voisines. Il est exposé à l'action directe des vents d'ouest et du sud. Les paysans sont viticulteurs. (Proportion des goitreux : 2,13 pour 100.)

Aubière est dans un vallon abrité; il est traversé par le ruisseau d'Artières. Ses maisons sont sur le calcaire marneux; les pentes des collines et des montagnes voisines sont couvertes de vignobles. Les paysans descendent souvent dans les caves pendant l'été; ces caves sont froides et humides. Les habitants sont généralement riches, grands travailleurs, et ils font habituellement usage du vin qu'ils récoltent. (Proportion des goîtreux pour 100 : 1,17.)

4° *La vallée de la Tiretaine* commence non loin du puy de Dôme. On voit naitre, à son origine, sortant des fentes de la lave, des sources abondantes, dans les villages de Font-de-l'Arbre et de Fontanas. Au-delà de ce dernier village, la petite rivière, après avoir franchi deux cascades, se jette dans une vallée profonde et humide, à parois granitiques, dont le fond, occupé par la lave, est couvert de prairies et d'arbres fruitiers, jusqu'à Royat; il en est de même des pentes de la rive gauche; à droite, on trouve, presque partout, des arbres fruitiers ou de véritables bois.

Royat, avec ses rues étroites, boueuses et humides, ses maisons généralement basses et mal aérées, est entouré d'arbres de tous les côtés; il est quelquefois plongé dans le brouillard, alors que rien de semblable n'existe dans la plaine; les vents d'ouest y soufflent souvent avec violence.

Après avoir dépassé les gorges de Royat, la rivière de Tiretaine arrive sur le territoire de Saint-Mart, où jaillissent les sources minérales qui alimentent le grand établissement thermal, qui appartient à cette commune.

A cet endroit, la vallée s'élargit et devient moins humide et plus saine.

On remarque le long des bords de la petite rivière diverses usines et de nombreux moulins.

Contrairement aux assertions du docteur Pétrequin, nous affirmons que, de temps immémorial, et jusqu'en 1872, les fontaines de Royat ont été alimentées par le ruisseau de Fontanas; la prise d'eau était établie à l'endroit désigné, dans le pays, sous le nom de Planche-Basse (1).

L'énoncé de ce fait suffit pour prouver que les eaux de la Tiretaine, qui viennent en réalité de Fontanas, ne garantissent pas du goître.

Nous devons faire remarquer que ce cours d'eau, qui arrosait une vallée très-profonde et très-ombragée, conservait et conserve, même en été, une grande fraîcheur.

Une autre coulée de lave, sortie des flancs de Gravenoire, est venue se confondre, au niveau de Royat, avec la lave qui sort du pied du puy de Dôme. C'est sous ces laves réunies que coulent les sources profondes qui s'échappent au-dessous de Royat, près de la grotte de ce village, à Saint-Mart (hôtel du Parc) et dans les propriétés des Roches.

Royat fournit 9,30 goîtreux sur 100 conscrits.

Au-dessous du couvent des Capucines, la rivière de Tiretaine se divise en deux bras. C'est dans leur intervalle que se trouve situé le village de Chamalières, qui est sur le calcaire marneux magnésien, au pied du mont Engilbert. Une seconde vallée,

(1) Pétrequin, *Recherches sur les eaux potables de Clermont-Ferrand*, insérées dans les Annales d'hygiène et de médecine légale de Paris, 1871, 2me série, tome XXXVII, 1re partie.

celle de Villard, vient s'ouvrir vers l'extrémité nord-est du village ; son fond est occupé par une coulée de lave moderne qui vient du puy de Pariou et recouvre un petit ruisseau qui alimente les sources de Fontmort et les fontaines de la commune de Chamalières. Ces eaux font monter le thermomètre centigrade à 10°,8.

Les rues de Chamalières sont étroites et humides; ses maisons sont basses; plusieurs rez-de-chaussée sont en contre-bas du sol; un grand nombre d'habitants sont meuniers. A l'est du village existent des prairies qui sont arrosées par les deux bras de la Tiretaine. Les eaux potables sont froides et pures.

La proportion des goîtreux dans ce village est de 10,78 pour cent.

Au-delà de Chamalières, la vallée s'élargit, et l'on arrive bientôt au milieu d'une grande plaine couverte de jardins maraîchers, qui sont parcourus par les ramifications du petit bras de la Tiretaine. Tous ces canaux, réunis près du champ de foire, donnent naissance à un ruisseau qui passe au sud de Clermont, et va se jeter dans l'Artières, près des grandes Gravanches, non loin d'Aulnat.

Le grand bras de la Tiretaine passe au nord de Clermont et de Montferrand, se rend à Malintrat, et forme l'une des origines du Bédat.

La baie desséchée au milieu de laquelle se trouve Clermont, est dominée, du côté du nord, par la petite montagne de Montjuzet, par les côtes de Clermont et la montagne de Chanturgues ; du côté du sud-est, par Mont-Rognon et par les collines calcaires couvertes de lave au-delà desquelles on trouve Aubière.

La ville de Clermont est elle-même construite sur un mamelon de pépérite calcaire dont le sommet s'élève à 400 mètres au-dessus du niveau de la mer, et à 100 mètres environ au-dessus des parties basses de la plaine qui l'entoure. Ses maisons sont très-élevées ; beaucoup de ses rues sont étroites et humides, et quelques-unes sont parcourues, à certaines époques de l'année, par des courants atmosphériques extrêmement froids et intenses. La nourriture de ses ouvriers est meilleure que celle des agriculteurs qui habitent les villages voisins. Ses eaux potables venaient uniquement, pendant la période que nous avons étudiée, des sources de Royat qui jaillissent à côté de la grotte. Elles sont froides et font monter, même en été, le thermomètre à +11° degrés centigrades.

Nous devons noter ici ce fait singulier, que le côté de la ville qui est plus particulièrement frappé par les vents d'ouest venant des monts Dômes, est celui où l'on voit prédominer les engorgements thyroïdiens. Ainsi, dans la partie sud-ouest, le nombre des goîtreux est de 2,73; dans la partie sud-est, de 2,35 ; dans la partie nord, de 2,01 pour 100 conscrits.

La ville de Montferrand, qui représente la section *est*, est plus au nord que la ville de Clermont, au pied de Chanturgues ; elle est moins exposée que cette dernière ville à l'action directe des vents d'ouest; elle est construite sur une colline de calcaire marneux peu élevée. On y trouve seulement 1,51 goîtreux pour 100 conscrits.

5° Durtol et Nohanent sont bâtis dans une vallée assez profonde, dans laquelle s'est épanchée l'une des coulées de lave du volcan de Pariou. Cette coulée s'arrête à Nohanent. Autrefois ce pays était boisé; les bois ont été défrichés et ont fait place à des vignes et à des terres arables, mais les goîtres sont restés. Cette vallée est limitée, du côté de l'ouest, par les pentes granitiques des soubassements des monts Dômes; du côté de l'est, par de hautes collines argileuses et calcaires couvertes de basalte, qui portent le nom de Côtes de Clermont.

Durtol est sur la lave. Beaucoup de ses maisons sont sales, basses et malsaines. Le nombre des goîtreux est de 7,84 pour 100 conscrits.

Nohanent est situé beaucoup plus bas ; sa population est composée de blanchisseuses et de vignerons ; ses maisons sont en partie sur la lave et en partie sur le calcaire marneux et les argiles. Le *ruisseau de Nohanent* sort, dans le village, de dessous la lave; ses eaux pures et limpides alimentent les lavoirs, font tourner les roues à coupes des moulins et arrosent de belles et riches prairies. Les goîtres y sont assez nombreux; on en compte 7,80 par 100 conscrits.

Le *ruisseau de Ternant* vient se perdre dans celui de Nohanent.

6° La vallée de Sayat se dirige de l'ouest à l'est; elle est moins étendue et moins profonde que la vallée de la Tiretaine. Le village, qui porte le même nom que la vallée, est en grande partie construit sur les argiles. Les sources nombreuses qui alimentent le *ruisseau de Sayat* sont très-froides; elles s'échappent de dessous les coulées de lave des puys de Clerzat et de Chanat. La proportion des goîtres, à Sayat, est de 7,60 pour 100.

Le ruisseau de Sayat se jette dans celui de Nohanent, un peu au-dessous de ce dernier village.

Après leur réunion, ces derniers cours d'eau reçoivent, en passant, les belles sources de Saint-Vincent et celles de Blanzat. Ce dernier village est à mi-côte d'une élévation calcaire, qui est dominée, du côté du sud, par les collines qui font suite à la montagne de Chanturgues; du côté du nord, par la montagne calcaire, à cime basaltique, de Châteaugay. On compte à Blanzat 6,59 goîtreux pour 100 conscrits.

Cebazat est un peu plus loin, dans la même vallée devenue plus large; il est construit sur le calcaire marneux magnésien. Sur la rive gauche du ruisseau qui le traverse, on trouve des terres arables, et, sur la rive droite, de belles et fécondes prairies. Les goîtres, dans cette commune, sont déjà moins nombreux que dans les précédentes (5,90 pour 100). Le ruisseau de Cebazat se dirige vers Gerzat, pour se jeter dans le Bédat.

Dans toutes les communes que nous venons de nommer, les vignes occupent des espaces assez étendus.

7° Châteaugay est sur la haute montagne calcaire couverte de basalte, qui porte son nom; les maisons sont en partie sur le basalte, en partie sur les alluvions tertiaires. Les goîtres y sont peu nombreux.

8° Entre Volvic et le puy de Châteaugay, commence une vallée qui est arrosée par le *ruisseau des Palles*, dans lequel viennent se rendre les sources de Malauzat et de Volvic, qui sortent de dessous les laves, et celles de Vinzelles et du Vivé, qui naissent sur les terrains granitiques. Plus loin, ce ruisseau coule successivement sur les argiles et les ca caires. Après avoir reçu les belles sources de Marsat, il prend le nom de *ruisseau de Mirabel*.

Ce dernier cours d'eau se dirige vers l'est, passe à Ménétrol, et rejoint, à Chappes, le ruisseau de Bédat.

La ville de Volvic est bâtie sur une coulée de lave moderne, au niveau du point de jonction des terrains tertiaires et des terrains granitiques. Ses eaux potables sont très-froides; ses habitants sont vignerons, carriers et tailleurs de pierres. Les dépressions du sol où ils passent leurs journées sont fraîches; leur travail est fatigant; les blocs qu'ils détachent sont extraits à grand'peine de cavités profondes pour être chargés sur des voitures. Après ces durs travaux, qui les mettent en sueur, ils sont exposés, quand ils sortent des carrières, aux courants d'air froid qui viennent des monts Dômes. (Nombre proportionnel des goîtreux : 4,37 pour 100).

Marsat, qui est dans la partie de la vallée la plus profonde, la plus ombragée et la plus humide, est bâti en partie sur le calcaire marneux, en partie sur le lave de la Nugère, qui descend de Volvic; des sources abondantes jaillissent de cette lave dans cet endroit et vont rejoindre le ruisseau des Palles. La proportion des goîtreux, à Marsat, est de 7,95 pour 100.

L'*Embène* sort de dessous la lave, près de Paugnat; il coule sur les granites et les porphyres qui appartiennent à la commune de Charbonnières-les-Varennes et, arrivé au bord de la Limagne, il forme la cascade du Bout-du-Monde, qui est au-dessus d'Enval. Ce village appartient en partie à la commune de St-Hippolyte et en partie à celle de St-Genès-l'Enfant. Plus bas, il arrose une vallée assez ombragée où l'on trouve quelques prairies; puis il arrive à Mozat, qu'il traverse, pour aller se joindre, avant d'entrer dans la ville de Riom, aux ruisseaux qui viennent de Tournoël et du petit étang de Saint-Genès. Ce petit étang est alimenté par une source qui sort de dessous la lave du puy de la Nugère.

L'Embène fournit alors un petit bras qui traverse Riom et rencontre, près de la gare, l'autre bras qui a passé dans le faubourg de Clermont, le long des murs de l'hôpital général. Le ruisseau d'Embène, arrivé dans la plaine, laisse Ennezat sur sa gauche et va se jeter dans le Bédat, à Entraigues.

Mozat est dans une petite plaine calcaire couverte d'alluvions tertiaires, au point de jonction de la vallée de l'Embène et des ruisseaux de Tournoël et de Saint-Genès-l'Enfant. Ses eaux potables viennent des sources sous-laviques de Saint-Genès.

La population est en grande partie composée de vignerons. On y trouve aussi d'assez nombreux meuniers. Beaucoup de maisons sont humides. Les goîtreux y sont dans la proportion de 11,53 pour 100.

La commune de St-Genès-l'Enfant est composée d'un grand nombre de villages qui sont dans des conditions hygiéniques diverses; Malauzat est construit sur la lave, dans la région montagneuse; Enval est sur l'argile et le porphyre, dans un endroit humide et boisé; Saint-Genès-l'Enfant est sur la lave moderne; Gravières est sur les argiles; la Chabanne sur le calcaire; ce sont surtout ces derniers villages qui ont fourni 3,22 goîtreux pour 100 conscrits.

Riom est construit sur une éminence calcaire couverte d'alluvions; il est très-près et à l'est de Mozat. Ses deux ruisseaux principaux sont fournis par l'Embène; ses eaux potables sortent de l'étang de Saint-Genès-l'Enfant.

De même qu'à Clermont, on trouve un plus grand nombre de goîtreux dans la partie occidentale que dans la partie orientale de Riom; du côté ouest, on en compte 3,86; du côté est, 3,53 pour 100 conscrits.

C. Partie de la plaine de la Limagne qui sépare les vallées occidentales des bords de l'Allier.

1° Au nord-est d'Aubière, on trouve un petit marais desséché: c'est le marais de Sarliève, dans lequel on ne rencontre aucun groupe important d'habitations. Sa rase de dessèchement va se perdre dans le ruisseau d'Artières;

2° Un grand marais existait autrefois dans la partie de la Limagne qui correspond aux territoires des communes d'Aulnat, de Malintrat et de Lussat-Lignat. C'est aujourd'hui une plaine fertile, dont les parties les plus basses sont seules envahies par les eaux, à la suite de pluies abondantes et continues. Le sous-sol de ces trois communes, dans lesquelles on trouve peu de goîtreux, est composé d'alluvions modernes. Cet ancien marais est limité par les villages de Chavaroux, de Lempdes, de Gerzat et de Saint-Beauzire, qui sont sur le calcaire marneux.

La partie méridionale de cette plaine est arrosée par le ruisseau *fangeux d'Artières;* la partie septentrionale, par le grand bras de Tiretaine, qui se rend dans le Bédat, après avoir reçu le ruisseau qui vient de Cebazat, de Blanzat, de Sayat et de Nohanent;

3° Un second grand marais, qui a été également assaini et

desséché, est placé entre Saint-Beauzire et Ennezat, qui sont sur le calcaire; Ménétrol, qui est sur les alluvions modernes; Riom, qui est sur les alluvions anciennes et le calcaire, et Chappes, qui est sur le calcaire et les alluvions modernes. Le sous-sol des parties basses de cet ancien marais est composé d'alluvions modernes.

On aperçoit, çà et là, au milieu des plaines marécageuses, des éminences couvertes d'alluvions anciennes; on en rencontre notamment dans le voisinage des villages de Gerzat, de Chappes et de Chavaroux. Les goîtres sont peu nombreux dans ces dernières localités.

Les ruisseaux qui parcourent cette dernière partie de la plaine sont tributaires du *Bédat*, qui va lui-même se jeter dans la rivière de la Morge, entre Saint-Laure et Maringues. Dans ces anciens marais, comme dans les plaines qui les entourent, les puits et les fontaines sont alimentés par deux espèces de sources. Les premières sont superficielles; elles cheminent entre les calcaires et les alluvions; les secondes, plus nombreuses, sont placées entre deux couches de calcaire magnésien. L'eau des puits creusés dans le calcaire est généralement crue, très-froide et de mauvaise qualité.

D. Rive gauche de l'Allier.

Nous avons déjà mentionné la commune des Martres-de-Veyre, où l'on trouve peu de goîtreux, et le village du Cendre, qui en fournit beaucoup (8,10 pour 100).

Nous allons maintenant, en nous dirigeant du sud au nord, étudier les communes de la rive gauche de l'Allier, qui appartiennent à la zone du milieu.

1° Cournon est le premier village important que l'on trouve sur sa route. Il est sur les pentes méridionales d'une haute colline calcaire, entre le marais de Sarliève et l'Allier. C'est un pays de vignerons, de carriers et de fabricants de chaux. La proportion des goîtreux, dans ce village, est de 6,28 pour 100;

2° Pont-du-Château, qui est un peu plus loin, est construit sur une éminence où l'on trouve de la pépérite bitumineuse et des alluvions anciennes. Les maisons les plus basses arrivent jusqu'au bord de l'Allier. Nombre des goîtreux : 4,15 pour 100 conscrits;

3° Les Martres-d'Artières sont bâties sur les alluvions anciennes. Ce village est situé entre le marais et la rivière d'Allier; il est traversé par le ruisseau d'Artières, qui est fangeux et infecte pendant les chaleurs de l'été (Fréquence du goître dans cette commune : 6,59 pour 100);

4° Joze est également sur les alluvions anciennes, très-près du lit actuel de la rivière d'Allier, mais à une certaine hauteur au-dessus de ce cours d'eau (Nombre des goîtreux : 4,16 pour 100 conscrits).

D bis. Rive droite de l'Allier.

Une série de puys et de hautes collines, à pentes rapides, existe sur la rive droite de l'Allier, depuis Saint-Maurice jusqu'à Beauregard-l'Évêque. Ces éminences sont, presque toutes, formées d'assises épaisses de calcaires marneux magnésiens que recouvrent des basaltes, des pépérites ou des alluvions anciennes. Les pentes de ces collines sont couvertes de vignobles.

Ceux de ces villages dont les habitants sont prédisposés au goître, sont situés sur les pentes occidentales de ces puys ou collines, en face des monts Dômes. Dallet fait exception à cette règle.

Revenons à notre point de départ :

1° Saint-Maurice est construit sur le versant méridional du puy Saint-Romain. Il est un peu abrité par une colline contre les vents d'ouest; il est construit sur la pépérite (Proportion des goîtres : 2,77);

2° Mirefleurs est sur les pentes occidentales du même puy; son sous-sol est composé en partie de basalte et en partie de calcaire marneux magnésien (On y compte 5,92 goîtreux par 100 conscrits);

3° La Roche-Noire est sur le calcaire, dans des conditions analogues; mais ce village est dominé, du côté de l'est, par un escarpement basaltique très-élevé (Goîtreux : 3,12 pour 100);

4° Pérignat-ès-Allier vient ensuite; ses maisons sont assises sur les alluvions anciennes, la pépérite et le calcaire marneux (Nombre des goîtreux pour 100 : 4,94);

5° Mezel est sur les pentes sud-est du puy de Mur; il est en partie sur la pépérite, en partie sur le calcaire, à mi-côte (Nombre des goîtreux : 4,34 pour 100 conscrits) ;

6° Dallet est en bas des pentes occidentales de la même montagne, très-près de l'Allier; il est abrité contre les vents d'ouest par des collines qui sont sur la rive gauche de cette rivière. Ses maisons les plus basses sont au bord de l'Allier. Il n'a fourni aucun goîtreux.

8° Beauregard-l'Évêque est sur le sommet d'un puy isolé qui est sur la rive droite du Jauron et de l'Allier ; ses maisons sont construites sur les alluvions anciennes et la pépérite (Nombre des goîtreux pour 100 : 10,06).

Vallées accessoires situées sur la rive droite de l'Allier.

1° *Vallée des Assats.* — Saint-Bonnet-près-Chauriat est au sud-est de Mezel, derrière le puy de Mur, sur la rive droite du ruisseau des Assats. Ses maisons sont construites sur les pentes d'une petite montagne formée de calcaire magnésien mélangé de pépérite, dont le sommet est couvert d'alluvions anciennes. Le docteur Bartin, dans une lettre qu'il nous a adressée le 12 mars 1876, nous donne, sur ce village, les renseignements suivants : « Les rez-de-chaussée des maisons, dans lesquels couchent un grand nombre de paysans, sont humides. Beaucoup de ces paysans se nourrissent mal et ne portent pas de cravate. Les vents du nord n'arrivent point dans ce village, qui subit au contraire, violemment, l'action des vents du sud-ouest. Dans cette commune, la culture est pénible; elle se fait sur des pentes très-inclinées; les travailleurs, qui sont fréquemment en sueur, prennent leur repas en plein champ; ils restent, pendant qu'ils mangent et se reposent, exposés aux intempéries atmosphériques ; aussi se refroidissent-ils souvent. De plus, l'hérédité goîtreuse y a, je crois, toujours existé. Les jeunes gens de Saint-Bonnet se marient rarement au dehors du village, et trop souvent dans leur famille. » Le nombre des goîtreux, dans cette commune, est de 19,04 sur 100 conscrits.

Saint-Georges est un peu plus loin, sur les pentes septentrionales d'une colline calcaire sous-jacente à une formation assez étendue de calcaire siliceux. C'est ce dernier terrain qui sert de sous-sol aux maisons. Proportion des goîtreux : 1,80 pour 100 conscrits.

Dans le vallon placé entre le puy de Mur et la colline de Chas, on trouve Chauriat, qui est sur le calcaire marneux magnésien ; il est abrité contre les vents d'ouest. Il fournit peu de goîtreux : 1,55 sur 100 conscrits.

Busséol, qui est plus haut, et dont les maisons sont sur la pépérite et le calcaire travertin, ne renferme aucun goîtreux.

2° *Vallée du Jauron.* — Le ruisseau qui arrose cette vallée nait sur les terrains cristallisés et les basaltes, entre Fayet et Isserteaux. D'autres ruisseaux peu importants sortent des terrains tertiaires et se jettent dans son lit. Entre les embranchements de ce ruisseau, s'élève la petite montagne argileuse couverte de basalte sur laquelle est bâti le village de Montmorin, qui est exposé à l'action de tous les vents.

Le ruisseau qui vient des terrains calcaires de la commune de Saint-Julien-de-Coppel, traverse Billom et se réunit au ruisseau précédent, au-dessous de cette ville, pour former le *Jauron*. Ce dernier ruisseau passe près d'Espirat, qui est sur sa rive droite, et se divise pour entourer Bouzel ; il va ensuite se jeter dans l'Allier, au-dessous de Beauregard-l'Évêque.

Nous nous bornerons à donner quelques renseignements succincts sur la plupart des communes de cette vallée. Dans la partie haute de la vallée du Jauron, nous trouvons : Fayet, qui est sur les terrains cristallisés ; ses habitants sont exempts d'engorgements thyroïdiens; Saint-Julien-de-Coppel, placé plus bas, sur le calcaire, dans un pays plus accidenté, a fourni 0,84 goîtreux pour 100 conscrits.

Le village de Montmorin est situé sur une haute colline argileuse couverte de basaltes ; les goîtres y sont rares ; ils se montrent surtout dans les hameaux qui sont au pied de la colline, du côté de l'ouest ; ces hameaux sont construits sur l'argile. Le nombre des engorgements thyroïdiens, pour l'ensemble de la commune, est de 4,95 pour 100 conscrits.

Eglise-Neuve, qui est plus à l'est, est construite sur les argiles et les calcaires marneux et siliceux, dans une vallée ouverte du côté du nord. Nombre des goîtreux dans ce village : 1,24 sur 100.

Espirat-Reignat, bâti sur le calcaire, a donné seulement 0,84 goîtreux pour 100.

Billom est sur les argiles; il est traversé par un ruisseau et dominé, du côté de l'ouest, du sud et du sud-est, par des collines élevées; on y compte 2,28 goîtreux par 100 conscrits.

Chas est sur la rive droite du Jauron, sur une colline calcaire (Goîtreux : 5,09 sur 100 conscrits).

La colline de Chas est dominée, du côté du nord, par une petite montagne dont elle est séparée par une gorge assez large; c'est dans cette gorge, et sur les pentes méridionales de la petite montagne, que se trouve situé Vertaizon.

Les maisons de ce village sont bâties à mi-côte, sur le calcaire magnésien; mais au-dessus de ce terrain, on rencontre des pépérites et des conglomérats trachytiques. — L'église est presqu'au sommet de la montagne; on y arrive par un chemin dont la pente est très-rapide. Le nombre des goîtreux, à Vertaizon, est de 11,65 pour 100 conscrits.

Vassel est plus bas, dans la plaine; il est construit sur le calcaire magnésien. Ses habitants ne sont pas sujets au goître.

Il en est de même des paysans établis à Bouzel, qui est aussi dans la plaine, et dont le sous-sol est semblable à celui de Vassel.

3° *Vallée du Litroux.* — Plusieurs petits cours d'eau, nés presque tous des argiles, dans les communes de Bongheat, de Neuville, de Bort, reçoivent le trop plein de divers étangs avant de se réunir pour former le Litroux. Ce ruisseau se dirige vers le nord, parallèlement au Jauron, et va se perdre dans l'Allier, près de Culhat.

Plusieurs villages disséminés dans cette vallée ne présentent aucun goîtreux; ce sont ceux de Mauzun et de Bongheat, qui sont sur les terrains granitiques; de Neuville et de Glaine-Montaigut, qui sont sur les argiles; de Moissat-Haut et de Moissat-Bas, qui sont sur le calcaire marneux magnésien; de Lempty, qui est sur les alluvions anciennes.

Viennent ensuite : Seychalles, qui est sur le calcaire marneux magnésien et la pépérite; il donne 0,95 goîtreux pour 100 conscrits.

Culhat, dont le sous-sol est composé d'alluvions et de calcaire, compte 1,81 goîtreux pour 100 conscrits.

Bort et Lezoux sont à mi-côte, sur des collines argileuses qui font face aux monts Dômes. Le nombre des goîtreux, dans ces deux communes, varie entre 2,02 et 2,03 pour 100 conscrits (1).

BASSIN DE L'ALLIER. — ZONE INFÉRIEURE.

Région montagneuse.

Nous allons parcourir cette région en allant du sud au nord.

1° *Le ruisseau de Romeuf* prend sa source dans les communes de Loubeyrat et de Charbonnières-les-Varennes ; il passe à Châtelguyon, et arrive très-près de Saint-Bonnet, endroit où il fait un coude pour rejoindre la partie septentrionale de la ville de Riom. Au-delà de cette ville, il se jette dans l'Embène. Loubeyrat et Charbonnières-les-Varennes sont sur le granite ; ils ne fournissent aucun goîtreux.

2° C'est également sur les granites de la commune de Loubeyrat que naissent les ruisseaux qui passent, le premier à Yssac-la-Tourette, le second dans les communes de Prompsat, de Gimeaux et de Davayat ; après s'être réunis, ils traversent le territoire de Cellule et se perdent dans la Morge.

3° *La rivière de la Morge*, peu importante en été, verse dans la Limagne des quantités d'eau considérables pendant la saison des pluies et des neiges.

Ses affluents, dans la région montagneuse, viennent des communes de Manzat, de Teilhède, de Charbonnières-les-Vieilles, de Saint-Angel, de Saint-Pardoux, de Joserand et du Montcel. Il existe des basaltes et un volcan moderne et surtout des granites près de Manzat ; le sous-sol, dans les autres communes, est composé de granites ou de porphyres.

Les goîtres manquent dans les communes de Manzat, de Saint-Angel et de Joserand ; ils sont peu nombreux à Charbonnières-les-Vieilles ; leur proportion varie entre 1,28 et 1,38 pour cent, à Saint-Pardoux et au Montcel.

Après avoir dépassé ce dernier village, la Morge arrose le bassin tertiaire et alluvial de Combronde et s'enfonce ensuite

(1) Voir, après la description de la zone septentrionale du bassin de l'Allier, les résumés statistiques et géologiques qui concernent la zone moyenne du bassin d l'Allier.

dans une gorge étroite, creusée dans le porphyre et le granite, qui est située au nord et très-près de Saint-Myon ; elle arrive dans la Limagne en passant entre ce dernier village et celui d'Artonne.

Région des vallées et des collines occidentales.

Les vallées de cette région sont généralement peu profondes.

Les villages qu'on rencontre dans ces vallées ou sur les collines voisines, ne fournissent aucun goîtreux. On remarque, en allant du sud au nord, dans la vallée arrosée par le ruisseau de Romeuf : Châtelguyon, qui est sur le granite et les argiles ; Saint-Bonnet, qui est sur une colline d'alluvion recouvrant des calcaires ; Yssac-la-Tourette, qui est sur le calcaire marneux magnésien ; Prompsat, qui est sur le porphyre et les argiles ; Gimeaux, qui est sur le calcaire travertin et le calcaire marneux magnésien ; Davayat, qui est sur les alluvions anciennes et modernes ; Teilhède, qui a pour sous-sol des travertins et des argiles. Beauregard, qui est plus bas, est bâti sur les travertins, les argiles et le calcaire marneux magnésien.

Les maisons de Saint-Myon sont construites sur une colline granitique qui sert de limite, du côté de l'est, au bassin tertiaire de Combronde.

Artonne et les villages principaux de cette commune sont étagés sur les pentes d'un plateau formé de calcaire marneux magnésien que couronnent des friganes.

Chaptuzat-Bas est au centre de la commune qui porte ce nom ; il est bâti au fond d'une vallée creusée dans le calcaire marneux magnésien, au-dessous de la *source principale de Buron*. Ce village est dominé par des assises puissantes de travertins et de friganes. Les parties les plus élevées de ces collines sont à 80 ou 100 mètres au-dessus du niveau du village. La vallée de Chaptuzat s'ouvre du côté de l'orient.

Nous le répétons, les douze dernières communes que nous venons de nommer n'ont fourni aucun goîtreux.

La ville d'Aigueperse (1) est à deux kilomètres et à l'est de

(1) *Aqua sparsa*, eau répandue. La proportion des goîtreux dans cette ville est de 1.11 pour cent conscrits.

Chaptuzat; elle est construite sur le calcaire marneux magnésien; ses eaux proviennent de terrains de même nature.

Cette ville est traversée par le *ruisseau de Buron*. Les murs des maisons du quartier bas sont salpétrés jusqu'à la hauteur de un ou deux mètres; beaucoup d'artisans couchent dans des chambres ou des cuisines qui sont au rez-de-chaussée.

La colline qui limite, vers le nord, les communes de Chaptuzat et d'Aigueperse s'avance, du côté de l'est, jusqu'à la butte de Montpensier, dont la hauteur est de 441 mètres au-dessus du niveau de la mer.

C'est au pied de cette butte qu'est situé le village du même nom. La butte et le sous-sol de cette commune sont formés de calcaire magnésien. Les goîtres n'existent pas à Montpensier.

Vensat est dans des conditions géologiques analogues à celles où se trouve le village de Chaptuzat; comme lui il ne renferme aucun goîtreux.

Le petit ruisseau qui naît dans cette commune passe à Saint-Genès-du-Retz, avant de se rendre dans le département de l'Allier, où il rejoint l'Andelot.

Partie de la plaine située entre les vallées occidentales et la rive gauche de l'Allier.

1° Dans les bassins de l'*Embène* et du *Bédat* qui sont tributaires de la *Morge*, on trouve Pessat-Villeneuve, Entraigues et Saint-Laure. Villeneuve est sur une colline calcaire couverte d'alluvions anciennes; Pessat est dans une plaine humide, sur les alluvions modernes: point de goîtres dans ces villages.

Saint-Laure est sur le calcaire marneux magnésien; on n'y trouve aucun goîtreux.

Ennezat est également sur le calcaire marneux magnésien; la proportion des goîtreux, dans cette commune, est de 1,27 pour cent.

2° Revenons maintenant à la *Morge*. Après avoir dépassé Saint-Myon, cette rivière se porte vers le sud et sépare les deux communes suivantes :

Aubiat, qui est sur sa rive gauche et dont les maisons sont construites sur une colline couverte d'alluvions anciennes; Cellule, qui est sur sa rive droite, au centre d'un petit marais comblé par des alluvions modernes. Les goîtreux sont rares dans ces deux localités. Plus loin, la Morge se dirige vers l'est et s'avance sur les territoires de Varennes et des Martres.

Varennes est sur les alluvions anciennes et le calcaire marneux magnésien. Les Martres-sur-Morge ont, pour sous-sol, le calcaire marneux magnésien et les alluvions modernes. (Très-peu de goîtres à Varennes et aux Martres.)

Dans son trajet à travers ces communes, cette rivière longe un ancien marais, dont elle reçoit les égouts.

Ce marais a été transformé, il y a environ cent ans, en une plaine fertile, dont quelques parties seulement sont un peu humides; il est limité par les communes suivantes, auxquelles il appartient : Les Martres, dont nous venons de parler; Saint-Ignat, qui est bâti sur des alluvions recouvrant des calcaires; Saint-André, qui est en partie sur le calcaire marneux magnésien, en partie sur les alluvions; Saint-Denis, qui est sur le calcaire; Thuret et Saint-Clément. Nous retrouverons ces deux dernières communes dans le bassin de Buron, dont elles font partie.

La région méridionale de cette plaine marécageuse déverse ses eaux dans la Morge. Cette rivière, après avoir dépassé Saint-Ignat et Saint-Denis, qui sont sur sa rive gauche, reçoit le Bédat entre Saint-Laure et Maringues. Au-delà de cet endroit, la Morge traverse Maringues, et va se rendre, après un trajet de trois à quatre kilomètres, dans la rivière de l'Allier.

La plus grande partie de Maringues est étagée sur une colline dont les pentes rapides sont tournées du côté du sud-ouest. Les maisons qui occupent la rive gauche et la rive droite de la Morge renfermaient, avant l'édit de Nantes, des tanneries et des mégisseries importantes qui sont presque toutes abandonnées aujourd'hui.

Dans la partie de la plaine qui dépend du bassin de la Morge, la proportion des goîtres varie : une commune n'a fourni aucun individu atteint de cette maladie, quatre ont donné moins de un goîtreux pour cent conscrits, dans quatre autres la quantité a varié entre 1 et 1,52 pour cent.

3° Le *ruisseau de Buron* sort des collines calcaires qui dominent Chaptuzat-Bas; il reçoit, en descendant, du côté du sud, les sources des territoires de Laroche et de Bellebat; du côté du nord, celles qui viennent des carrières et du hameau de la Matre.

Plus loin, le volume du Buron augmente par l'arrivée dans son lit de la belle source de Nantillat, des sources d'Aigueperse et de Fonfreyde.

En cheminant vers l'Allier, dans lequel il se perd, le ruisseau de Buron arrose un grand nombre de communes qui lui fournissent, presque toutes, des sources plus ou moins abondantes; nous allons successivement indiquer les principales : sources de Pruns et de Bussière; de Marchezat (com. d'Effiat); de l'Abbaye (com. de Bas-et-Lezat); de Bayon (com. de Villeneuve-les-Cerfs); de l'Oriaval (com. de Randan); de Mons et de Beaumont.

Après qu'il a dépassé les limites de la commune de Chaptuzat, le Buron présente un lit peu profond; il est cependant dominé par des collines assez élevées dans le voisinage de Mons et de Beaumont.

Occupons-nous maintenant des communes situées dans les plaines arrosées par ce ruisseau ou par ses affluents.

Les villages suivants sont dans un pays peu accidenté, semé de quelques collines peu élevées. Tous ont pour sous-sol le calcaire marneux magnésien ou le calcaire à friganes.

Effiat et Bussière sont en plat pays; au sud de Bussière on remarque une colline boisée couverte d'alluvions tertiaires. Thuret et Saint-Clément sont dans les mêmes conditions. Quelques éminences placées dans le voisinage de ces villages, présentent des alluvions anciennes.

Le village de Bas est traversé par le ruisseau de l'Abbaye, qui déborde quelquefois à la suite des pluies persistantes; Lezat est un peu plus haut dans la même vallée. Les collines qui sont au levant, au nord et à l'ouest de ces villages, sont formées par des calcaires magnésiens sous-jacents aux alluvions tertiaires.

Villeneuve-les-Cerfs est sur les pentes d'une colline calcaire sur laquelle on trouve des alluvions anciennes.

Randan est dans les mêmes conditions géologiques; les bois qui sont au nord-est de ce village sont sur les alluvions tertiaires.

Beaumont est sur la rive gauche du Buron, dans l'endroit où la vallée commence à devenir plus profonde; ses maisons sont construites, en partie sur le calcaire marneux magnésien, en partie sur les alluvions anciennes.

Mons est dans des conditions géologiques et topographiques semblables.

Parmi ces neuf villages, cinq n'ont eu aucun goîtreux; trois en présentaient moins de 1 pour cent; la commune de Bas-et-Lezat en a fourni 1,44 pour cent conscrits.

Saint-Genès-du-Retz, qui appartient au bassin de l'Andelot, est dans une plaine assez saine; il a pour sous-sol le calcaire à friganes, sous lequel on trouve, en fouillant, le calcaire marneux magnésien. Les goîtres manquent dans cette commune.

Rive gauche de l'Allier.

On trouve sur cette rive Saint-Sylvestre et Saint-Priest-Bramefant, qui sont sur des collines boisées dont le sous-sol est composé d'alluvions anciennes. Le nombre des goîtres varie entre 0,78 et 1,07.

En remontant le long de la rive gauche de l'Allier, on arrive à Limons, qui est bâti sur les alluvions anciennes et modernes; puis, vient Luzillat, qui est sur le calcaire magnésien et les alluvions. Le nombre des goîtreux, dans ces deux localités, a varié entre 3,96 et 2,10 pour cent conscrits.

Rive droite de l'Allier.

Culhat est sur cette rive, au pied d'une colline couverte d'alluvions anciennes, à l'entrée d'une petite vallée qui est arrosée par le Litroux; en descendant vers le nord, on rencontre Crevant, qui est sur les alluvions; puis, Vinzelles, qui est sur le calcaire. Charnat, dont le sous-sol est composé d'alluvions anciennes, est un peu plus haut. Au-delà, on rencontre Bulhon, qui est dans des conditions géologiques semblables à celles dans lesquelles est placé Charnat.

Charnat, Crevant et Bulhon, n'ont fourni aucun goîtreux; à Culhat et à Vinzelles, leur nombre a varié entre 1,81 et 1,86 pour cent.

Afin de rendre plus facile la comparaison des effets déterminés par les vents d'ouest qui ont franchi les monts Dômes, avec ceux des courants atmosphériques qui viennent des montagnes moins élevées qui sont plus au nord, nous avons placé, les uns à la suite des autres, les renseignements statistiques et géologiques qui concernent la zone moyenne et la zone septentrionale du bassin de l'Allier.

Tableau statistique des goîtreux dans le bassin de l'Allier, zone moyenne
Région montagneuse (Rive gauche de l'Allier).

NOMS des communes.	SOUS-SOL des chefs-lieux des communes.	Proportion des goîtreux pour 100 conscrits.	NOMS des communes.	SOUS-SOL des chefs-lieux des communes.	Proportion des goîtreux pour 100 conscrits.
St-Genès-Champ[lle].	Basalte.	0.37	Orcines.........	Granite (1).	1.13
Région des vallées et des collines occidentales (Rive gauche).					
St-Saturnin.	Lave.	0.00	Riom (Ouest). ...	All. anc., cal. m. mag.	3.86
Chanonat.	Cal. mar. mag.	0.73	Le Crest.........	Basalte, cal. m. mag.	4.08
Romagnat	Cal. m. mag.	1.09	Ceyrat..........	Cal. m. mag., granite.	4.14
Aubière.	Cal. m. mag.	1.17	Orcet...........	Cal. m. mag.	4.16
Châteaugay.......	Basalte, alluv. ter.	1.40	Volvic..........	Lave.	4.37
Clermont (Est.)...	Cal. mar. mag.	1.51	Cebazat.........	Cal. m. mag.	5.90
St-Amant-Tallende	Lave.	1.52	Blanzat.........	Cal. m. mag.	6.59
Clermont (Nord)..	Pép. cal. m. mag. trav.	2.01	Sayat...........	Argil. granite.	7.60
Beaumont........	Lave.	2.13	Nohanent........	Arg., lave, cal. m. m.	7.80
Clermont (Sud-E.).	Pépér. cal. m. mag.	2.35	Durtol..........	Lave.	7.84
Martres-de-Veyre.	Cal m. mag.	2.72	Marsat..........	Cal. m. mag. lave.	7.95
Clermont (Sud-O.)	Pépér. cal. m. mag.	2.73	Le Cendre.......	Cal. m. mag.	8.10
La Roche-Blanche	Cal. m. mag.	2.94	Royat...........	Lave.	9.30
St-Genès-l'Enfant..	Lave (1).	3.22	Chamalières......	Cal. m. mag.	10.78
Riom (Est).......	All. anc., cal. m. mag.	3.53	Mozat..........	Cal. m. mag.	11.53
Région de la plaine (Rive gauche).					
Entraigues.......	Cal. m. mag.	0.00	Aulnat.........	All. mod.	1.23
Chappes.........	Cal. m. mag. al. mod.	0.00	Ennezat........	Cal. m. mag.	1.27
Chavaroux.......	Cal. m. mag. al. mod.	0.00	Ménétrol.	All. mod.	1.58
Malintrat.......	All. mod.	0.63	Gerzat.	Cal. m. mag.	1.71
St-Beauzire	Cal. m. mag.	0.78	Lempdes........	Cal. m. mag.	2.04
Lussat-Lignat. ...	All. mod.	1.04			
Bord de l'Allier (Rive gauche).					
Pont-du-Château..	Pépér. al. anc.	4.15	Cournon.........	Cal. m. mag.	6.28
Joze............	All. anc.	4.16	Martres-d'Artières.	Cal. m. mag. all. anc.	6.59
Bord de l'Allier (Rive droite).					
Dallet..........	Cal. m. mag.	0.00	Mezel..........	Pép. cal. mar. mag.	4.34
Laps...........	Cal. m. mag.	0.00	Pérignat-ès-Allier.	Pép. cal. m. mag. all.	4.94
Saint-Maurice. ...	Pépérite.	2.77	Mirefleurs.	Basalte, cal. m. mag.	5.92
La Roche-Noire..	Cal. m. mag. basalte.	3.12	Beauregard-l'Ev...	Pép. cal. m. mag. all.	10.06

Totaux : 6 communes sans goîtres, et 49 communes ayant des goîtres.

(1) Les villages de cette commune sont sur le granite, les scories ou les laves modernes.

Tableau statistique des goîtreux dans le bassin de l'Allier, zone moyenne
(Complément).

VALLÉES ACCESSOIRES DE LA RIVE DROITE DE L'ALLIER.

1° Vallée des Assats.

NOMS des communes.	SOUS-SOL des chefs-lieux des communes.	Proportion des goîtreux pour 100 conscrits.	NOMS des communes.	SOUS-SOL des chefs-lieux des communes.	Proportion des goîtreux pour 100 conscrits.
Busséol........	Pépérite, traver.	0.00	Saint-Georges....	Pép. cal. m. basalte..	1.80
Chauriat........	Cal. m. mag.	1.55	St-Bonnet-pr.-Ch..	Cal. m. mag. pép. all.	19.04
2° Vallée du Jauron (Rive droite).					
Fayet...........	Granite.	0.00	Egliseneuve......	Argil. cal. m. mag.	1.24
Vassel..........	Cal. m. mag.	0.00	Billom...........	Argil.	2.28
Bouzel..........	Cal. m. mag.	0.00	Montmorin.......	Basalte, argil.	4.96
St-Julien-de-Cop. .	Cal. m. mag.	0.84	Chas............	Cal. m. mag.	5.09
Espirat-Reignat...	Cal. m. mag.	0.84	Vertaizon........	Pép. cal. m. mag.	11.65
3° Vallée du Litroux (Rive droite).					
Mauzun..........	Granite.	0.00	Lempty..........	All. anc.	0.00
Bongheat........	Granite.	0.00	Seychalles.......	Pépér., cal. m. mag.	0.95
Neuville.........	Argil.	0.00	Culhat..........	All. anc. et mod.	1.81
Glaine-Montaigut.	Argil.	0.00	Bort...........	Argil.	2.02
Moissat.........	Cal. m. mag.	0.00	Lezoux.........	Argil.	2.02
Ravel-Salmerange.	Cal. m. mag.	0.00			
Totaux : 11 communes sans goîtres, 14 communes avec goîtres.					

La statistique militaire de la commune de Saint-Bonnet-près-Chauriat nous a donné des proportions de goîtreux qui ont dépassé nos prévisions. L'administration municipale, au contraire, a envoyé à la préfecture des chiffres qui, évidemment, sont amoindris. Nous regrettons beaucoup que les circonstances ne nous aient pas permis de vérifier, sur les lieux, les renseignements qui ont été mis à notre disposition. Nous devons néanmoins faire remarquer que les maires des communes ont une grande tendance, en pareille matière, à plaider les circonstances atténuantes.

Tableau statistique des goîtreux dans le bassin de l'Allier, zone inférieure.
Région montagneuse (Rive gauche).

NOMS des communes.	SOUS-SOL des chefs-lieux des communes.	Proportion des goîtreux pour 100 conscrits.	NOMS des communes.	SOUS-SOL des chefs-lieux des communes.	Proportion des goîtreux pour 100 conscrits.
Manzat..........	Granite.	0.00	St-Agoulin.......	Cal. m. mag.	0.00
Saint-Angel......	Porphyre, ter. crist.	0.00	Charbon^res-les-V^lles	Porphyre, ter. crist.	0.32
Loubeyrat.	Granite.	0.00	Saint-Pardoux....	Porphyre.	1.28
Charbon^res-les-Var.	Granite.	0.00	Montcel..	Granite.	1.38
Joserand.........	Granite, porphyre.	0.00	St-Hilaire-la-Croix	Porphyre, ter. crist.	1.77
Région des vallées et des collines (Rive gauche).					
St-Hippolyte.	Granite, argil.	0.00	Beauregard-Vend.	Cal. m. mag., trav. ar.	0.00
Châtelguyon......	Granite.	0.00	Combronde.......	Argil.	0.00
Saint-Bonnet.....	Cal. m. mag. al. anc.	0.00	Saint-Myon......	Granite, argil.	0.00
Yssac-la-Tourette.	Cal. m. mag.	0.00	Artonne...	Cal. m. mag. trav.	0.00
Prompsat........	Porphyre.	0.00	Chaptuzat........	Cal. m. mag. trav.	0.00
Davayat..	Al. anc.	0.00	Vensat..........	Cal. m. mag. trav.	0.00
Teilhède.........	Argil. trav.	0.00	Montpensier......	Cal. m. mag.	0.00
Gimeaux.........	Cal. m. mag. trav.	0.00			
Région de la plaine (Rive gauche).					
Pessat-Villeneuve..	All. anc. et mod.	0.00	Varennes-sur-M..	Cal. m. mag. all. anc.	0.87
Saint-Laure......	Cal. m. mag.	0.00	Bussière-et-Pruns.	Cal. m. mag. frig.	0.88
St-Genès-du-Retz.	Cal. m. mag. frig.	0.00	St-André.	Cal. m. mag.	0.98
Effiat...........	Cal. m. mag. frig.	0.00	Mons..	Cal. m. mag. al. anc.	0.98
St-Clément......	Cal. m. mag. all.	0.00	Martres-sur-Morge	Cal. m. mag., alluv.	1.00
Thuret.........	Cal. m. mag.	0.00	Aigueperse.......	Cal. m. mag.	1.11
Villeneuve-les-C..	All. anc., cal. m. mag.	0.00	St-Denis-Combarn.	Cal. m. mag.	1.23
Beaumont........	Cal. m. mag. al. anc.	0.00	Maringues.	Cal. m. mag. al. anc.	1.39
Cellule.	All. mod.	0.54	Bas-et-Lezat.	Cal. m. mag.	1.44
Randan..........	All., cal. m. mag.	0.56	Saint-Ignat.	Alluv. anc.	1.53
Aubiat.	Cal. m. mag. all. anc.	0.72			
Bord de l'Allier (Rive gauche).					
St-Sylvestre......	Alluv. anc.	0.78	Luzillat..........	Cal. m. mag. all. anc.	2.10
St-Priest-Bram^t...	Alluv. anc.	1.07	Limons..........	Cal. m. mag., all. anc.	3.96
Bord de l'Allier (Rive droite).					
Bulhon..........	All. anc.	0.00	Charnat.	All. anc.	0.00
Crevant.	All. anc. et mod.	0.00	Vinzelles.	Cal. m. mag. all.	1.86

Totaux : 31 communes sans goîtres, 22 communes avec goîtres.

BASSIN DE LA DORE.

La vallée de la Dore est séparée du bassin de l'Allier par la ligne hydrographique déjà décrite et qui suit les points culminants des montagnes du Centre pour se terminer au confluent de la Dore et de l'Allier.

Du côté de l'est, cette vallée est limitée par la ligne hydrographique qui marche le long des crêtes des montagnes du Forez. Sa plus grande hauteur correspond au sommet de Pierre-sur-Haute, endroit où elle atteint 1,630 mètres au-dessus du niveau de la mer. Elle ne dépasse point 1,022 mètres dans la commune de Saint-Victor ; elle s'abaisse encore davantage au moment où elle arrive aux limites du département de l'Allier (1).

De même que pour le bassin de l'Allier, nous diviserons le bassin de la Dore en trois zones. La première est limitée, vers le nord, par une ligne qui passe au-dessus de Ceilloux et de Vertolaye; la seconde s'étend de Dorat à Saint-Remy; la troisième s'arrête à la limite du département de l'Allier.

VALLÉE DE LA DORE. — ZONE SUPÉRIEURE.

La vallée de la Dore présente, au nord-est d'Arlanc, un petit bassin tertiaire, qui est connu sous le nom de Livradois; son fond est rempli d'argiles tertiaires que recouvrent, sur plusieurs points, des alluvions anciennes et modernes. Les calcaires marneux sont très-rares dans cette partie du département. Cependant il existe, dans le voisinage d'Arlanc et d'Ambert, des eaux minérales qui contiennent des quantités minimes de carbonate de chaux.

Le bassin du Livradois commence à Dore-l'Eglise et finit près du village de Job ; sa longueur est d'environ 25 kilomètres; sa

(1) On trouve au-delà de cette ligne hydrographique une petite vallée, celle de l'Anse, qui est tributaire de la Loire et se dirige vers le sud-est ; elle est creusée dans les terrains cristallisés et granitiques. Elle correspond aux cantons de Saint-Anthème et de Viverols, dans lesquels le goître est assez rare.

Dans les communes de Saint-Clément, de Saint-Romain, de La Chaulme, d'Églisolles, de Viverols et de Sauvessanges, cette maladie n'existe pas ; à St-Anthème et à Saillant, le nombre des goîtreux varie entre 0,48 et 0,65 pour cent conscrits.

plus grande largeur correspond au village de Chaumont; elle est de 5 kilomètres. Les chefs-lieux de communes qui sont établis sur les terrains tertiaires et les alluvions du Livradois sont Ambert, Marsac, Chaumont et Beurières.

Les pentes des montagnes du Centre qui déversent leurs eaux dans la vallée de la Dore et le bassin du Livradois, sont assez régulières; elles offrent peu d'escarpements considérables; elles ont pour sous-sol, partout, des terrains cristallisés ou granitiques.

Les cours d'eau principaux qui les arrosent sont les rivières de la Dore et de la Dolore.

La Dore naît sur les territoires des communes de Saint-Germain-l'Herm, de Saint-Bonnet-le-Bourg et de Saint-Alyre. Dans cette partie de son trajet elle est rapide et torrentueuse, et se dirige vers le sud-est. Arrivée près de Dore-l'Église, elle fait un coude et se porte vers le nord, laissant, sur sa droite, ce dernier village, pendant que le bourg d'Arlanc se trouve sur sa rive gauche. Elle traverse le petit bassin tertiaire du Livradois, dont elle arrose les prairies, et passe à Marsac et à Ambert.

La rivière de la Dolore a son origine dans la partie la plus élevée de la commune de Saint-Eloy; elle se porte d'abord vers l'est, et reçoit, en descendant, les eaux des sources qui naissent dans les communes de Fournols, du Chambon, de Saint-Bonnet-le-Chastel, de Mayres et de Novacelles. Entre Mayres et Arlanc, elle se recourbe vers le nord et va se jeter dans la Dore, entre Arlanc et Marsac. A quatre kilomètres au-dessous d'Ambert, la Dore abandonne les terrains tertiaires du Livradois pour s'enfoncer dans une gorge assez étroite qui est creusée dans le granite; son cours est rapide et son lit encombré de rochers détachés des montagnes voisines.

Plusieurs autres cours d'eau naissent sur les pentes orientales des montagnes du Centre, et se dirigent vers la Dore, mais ils sont moins importants que ceux dont nous venons de parler.

Les communes situées sur les penchants des montagnes du Centre fournissent peu de goîtreux.

Les pentes occidentales des montagnes du Forez, placées sur la rive droite de la Dore, sont généralement plus rapides que celles qui sont de l'autre côté de la rivière. Elles sont formées également de terrains cristallisés et de granites. Les ruisseaux qui arrosent les communes de Saint-Just-de-Baffie, de Grandrif et de Valcivières, sont les plus importants. La plupart des villages de cette région ne donnent qu'un très-petit nombre de goîtreux. Nous avons cependant à signaler deux exceptions : les villages de Valeyre et des Perriers (commune d'Ambert), et St-Martin-des-Olmes, offrent des goîtreux en assez grande quantité. Ces dernières localités sont sur le granite, à mi-montagne ; elles sont exposées à l'action directe des vents qui viennent des monts Dores (1).

VALLÉE DE LA DORE. — ZONE MOYENNE.

Dans la zone supérieure, la distance qui sépare la ligne hydrographique des montagnes du Centre des bords de la Dore est assez considérable ; elle est de 12 à 14 kilomètres ; les pentes ne sont pas très-inclinées ; mais, dans la zone moyenne, au niveau de Saint-Dier et de Sauviat, la Dore a profondément raviné les terrains cristallisés, et les pentes orientales des montagnes du Centre, qui sont à cet endroit tournées vers le nord-est, sont devenues plus rapides ; les vallées sont moins superficielles ; la plus grande est arrosée par le ruisseau d'Auzelles, qui passe à Saint-Dier.

Jusqu'à Trézioux, Sermentison et Sauviat, les roches sont granitiques, excepté à l'ouest de Saint-Dier, où l'on trouve un petit bassin rempli d'argiles. Les communes de cette zone, placées sur le trajet des vents d'ouest qui ont passé à Mirefleurs et à Montmorin, présentent des goîtres assez nombreux. Telles sont celles de Saint-Dier, Tours, Ceilloux et Saint-Flour.

Entre Sermentison et Aubusson, les argiles commencent à se montrer. Elles existent sur les deux rives de la Dore. Dans toute l'étendue de la partie inférieure de la zone du milieu, sur la rive droite de la Dore, elles suivent une ligne qui passe par Aubusson, Escoutoux, Thiers et Châteldon ; tandis que, sur la rive gauche, elles recouvrent les terrains cristallisés partout ; mais elles sont couvertes sur certains points par des alluvions anciennes et modernes. Ces dernières sont dans le lit de la rivière.

(1) Nous indiquerons plus loin les données statistiques qui concernent la zone supérieure du bassin de la Dore.

Enfin, sur les parties les plus élevées de la rive gauche, des alluvions tertiaires sont superposées aux argiles. Ces derniers terrains disparaissent, au-delà d'Orléat, sous les alluvions anciennes et modernes.

Les chefs-lieux de communes situés sur la rive gauche, et qui sont construits sur les terrains tertiaires ou les alluvions, sont : Saint-Dier, Courpière, Néronde, Peschadoires et Orléat. Les autres communes, qui sont vers le sud, sont sur le granite.

Sur la rive droite, au-dessus des alluvions anciennes et des argiles, nous trouvons très-peu de gneiss et de micaschistes ; ce sont les granites et les porphyres qui forment le sous-sol.

Les villes et villages qui sont sur les argiles ou les alluvions anciennes sont Escoutoux et Thiers.

Les parties supérieures des communes d'Aubusson et de Vollore-Ville sont sur le granite ; les parties inférieures sur l'argile.

Les autres communes sont sur le granite ou le porphyre. Sauviat est bâti sur un monticule de granite, au pied d'un massif considérable, à l'endroit où la Dore coule dans une gorge étroite et profonde, et fait un coude assez brusque. Il fait face à Saint-Flour.

Ces villages, qui occupent les pentes inférieures des montagnes du Forez, présentent des goîtres nombreux. Ces maladies diminuent à mi-montagne ; elles disparaissent dans la région des pâturages, notamment dans les communes du Brugeron, de la Renaudie et de Vollore-Montagne.

VALLÉE DE LA DORE. — ZONE INFÉRIEURE.

Dans la zone inférieure, les montagnes sont moins élevées ; il n'existe, d'autre part, aucune commune sur la rive gauche de la Dore. Parmi les communes de la rive droite, celles de Ris, de Châteldon et de Paslières, sont sur les argiles ; celles de Noalhat et de Puy-Guillaume, sur les alluvions.

Le sous-sol de toutes les autres communes est composé de granites ou de porphyres. Nous devons faire remarquer que les villes et villages situés sur les parties inférieures des pentes occidentales de la chaîne du Forez offrent seuls une proportion notable de conscrits goîtreux.

Tableau statistique des goîtres dans le bassin de la Dore. — Zone supérieure.
(Rive gauche.)

NOMS des communes.	SOUS-SOL des chefs-lieux des communes.	Proportion des goîtreux par 100 conscrits.	NOMS des communes.	SOUS-SOL des chefs-lieux des communes.	Proportion des goîtreux par 100 conscrits.
Doranges........	Granite.	0	St-Germ.-l'Herm..	Granite.	0.69
St-Sauveur.......	Ter. crist.	0	Le Monestier.....	Granite.	0.73
Chambon........	Granite.	0	Arlanc...........	Ter. crist.	0.77
Fournols.........	Granite.	0	St-Bonnet-le-Bourg	Granite.	0.78
Thiolières........	Granite.	0	Mayres..........	Ter. crist.	0.82
Grandval........	Granite.	0	Novacelles.......	Ter. crist.	0.94
Saint-Eloy.......	Granite.	0	Champétières.....	Granite.	0.97
St-Féréol-d.-Côtes	Ter. crist.	0.25	St-Jean-des-Oll...	Granite.	1.01
Auzelles.........	Granite.	0.31	Bertignat........	Granite.	1.21
St-Amant-R.-Sav.	Granite.	0.34	St-Alyre.........	Ter. crist.	1.78
St-Bonnet-le-Ch..	Granite.	0.47	Cunlhat.........	Granite.	1.45
Marsac..........	Argil.	0.48	La Chap.-Agnon..	Granite.	1.93
(Rive droite.)					
Chaumont........	Argil.	0	Grandrif.........	Ter. crist.	0.57
Job.............	Granite.	0	Beurières........	Argil.	0.58
Ambert..........	Argile, all. mod.	0.23	Valcivières.......	Granite.	1.60
St-Just-de-Baffie..	Ter. crist.	0 42	Médeyrolles......	Ter. crist.	1.72
Dore-l'Eglise.....	Ter. crist., all.	0.48	St-Martin-des-Ol..	Granite.	3.03

Nombre des communes sans goîtres : 9. — Nombre des communes ayant des goîtres : 25.

Tableau statistique des goîtres dans le bassin de la Dore, zone moyenne.
(Rive gauche.)

NOMS des communes.	SOUS-SOL des chefs-lieux des communes.	Proportion des goîtreux par 100 conscrits.	NOMS des communes.	SOUS-SOL des chefs-lieux des communes.	Proportion des goîtreux par 100 conscrits.
Estandeuil.......	Granite.	0	Domaize.........	Granite.	2.22
Peschadoires.....	All. anc.	0	Ceilloux.........	Granite.	2.41
Sermentison......	Porph.	0.85	Tours...........	Granite.	2.51
Trézioux.........	Granite.	1.35	Néronde.........	All. anc.	2.98
Courpière.......	All. anc.	1.36	Saint-Dier.......	Granite.	3.09
Orléat..........	Argil.	1.37	St-Jean-d'Heurs..	All. ter.	3.38
St-Gervais-s.-Mey.	Granite.	1.93	Saint-Flour......	Granite.	4.66
(Rive droite.)					
Vertolaye........	Granite.	0	Celles..........	Porph.	2.15
La Renaudie.....	Granite.	0	Olliergues........	Granite.	2.65
Vollore-Montagne.	Granite.	0	Vollore-Ville.....	Granite.	2.76
Le Brugeron.....	Granite.	0	Escoutoux.......	Argil.	3.05
Olmet...........	Granite.	0.50	Marat..........	Granite.	3.13
Viscontat........	Granite.	1.26	Thiers..........	Argile, all. anc.	3.87
Augerolles.......	Granite.	1.60	Sauviat..........	Granite.	5.12
Aubusson........	Granite.	1.85			

Nombre des communes sans goîtres : 6. — Nombre des communes ayant des goîtres : 23.

Tableau statistique des goîtres dans le bassin de la Dore. — Zone inférieure (Rive droite) (1).

NOMS des communes.	SOUS-SOL des chefs-lieux des communes.	Proportion des goîtreux par 100 conscrits.	NOMS des communes.	SOUS-SOL des chefs-lieux des communes.	Proportion des goîtreux par 100 conscrits.
Dorat..........	Argil., all. anc.	0	Saint-Victor......	Porph.	1.26
Noalhat.........	All. mod.	0	Puy-Guillaume...	All. anc.	1.42
Paslières.........	Argil.	0.45	Châteldon........	Argil.	2.04
Lachaux.........	Granite.	0.79	Saint-Remy......	Granite.	2.80
Arconsat........	Porph.	0.87	Ris.............	Argil.	3.05

Nombre des communes sans goîtres : 2. — Nombre des communes ayant des goîtres : 8.

(1) Il n'existe aucun chef-lieu de commune sur la rive gauche de la Dore dans la zone inférieure.

RÉGIONS MONTAGNEUSES.

HYGIÈNE, CLIMAT, MÉTÉOROLOGIE.

Dans les régions montagneuses, l'hiver empiète toujours sur le printemps; la végétation se développe tardivement; c'est vers la fin d'avril ou les premiers jours de mai qu'elle s'éveille; mais alors les plantes se hâtent de sortir de leur engourdissement, et quelques pluies chaudes suffisent pour changer la physionomie du pays; le développement de la végétation est rapide.

Les chaleurs de l'été, dit le docteur Michel Bertrand, moins fortes que dans la plaine, presque toujours tempérées par l'agitation de l'air et la fraîcheur des nuits, commencent en juin et se soutiennent jusqu'à la mi-septembre; les plus beaux jours se rencontrent en juillet, époque où les orages sont rares; ces orages sont plus fréquents pendant le mois d'août; s'ils sont répétés, ils occasionnent un abaissement notable de la température. En été, on n'a pas à subir l'inconvénient des chaleurs excessives; on n'a pas à redouter non plus, et c'est chose importante à savoir, des changements de température aussi accentués que dans la Limagne. Au sommet du puy de Dôme, les écarts entre les températures extrêmes sont encore moins prononcés qu'à la Fontaine-du-Berger.

Le tableau suivant, dont les éléments nous ont été communiqués par l'Observatoire de Clermont, vient à l'appui de nos assertions.

Températures extrêmes observées en 1878. — Écarts constatés en 24 heures.

DÉPARTEMENT du PUY-DE-DÔME.	MOIS DE JUIN.				MOIS DE JUILLET.				MOIS D'AOUT.				MOIS DE SEPTEMBRE.			
	Dates.	Température. Maxima.	Température. Minima.	Ecarts.	Dates.	Température. Maxima.	Température. Minima.	Ecarts.	Dates.	Température. Maxima.	Température. Minima.	Ecarts.	Dates.	Température. Maxima.	Température. Minima.	Ecarts.
Observatoire de Clermont (Limagne).	11	29° 2	4° 8	24° 4	17 18	29° 2 31° 8	6° 0 8° 6	23° 2	9	29° 7	7° 8	21° 9	29	25° 3	0° 6	24° 7
Fontaine-du-Berger (Montagne).	8	26° 0	5° 0	21° 0	19	29° 0	8° 0	21° 0	18	23° 0	3° 0	20° 0	11 13	24° 0 23° 0	4° 0 3° 0	20° 0

Dans la Limagne, la température la plus élevée a été notée le 20 juillet 1878, elle a atteint 33° 6; c'est également le 20 juillet que la chaleur a été la plus grande dans la montagne, mais le thermomètre est monté seulement à 31°.

Les neiges se montrent de bonne heure dans les hautes régions; les premières apparaissent à la fin de septembre, mais elles sont passagères; à part les petites variations de température occasionnées par ce dernier météore, l'automne est une belle saison dans les montagnes; il n'est pas rare, à cette époque, de voir la Limagne transformée en un vaste lac de brouillards, au milieu duquel apparaissent, çà et là, les cimes des hautes collines et le clocher de la cathédrale, pendant qu'un beau soleil éclaire les monts Dores, les monts Dômes et les plateaux montagneux.

Durant l'hiver, les neiges abondantes, poussées par le vent, comblent les ravins, nivellent les vallées et les chemins, font disparaître les inégalités du sol, et l'on retrouve difficilement sa route au milieu de ces vastes plaines blanches où l'on rencontre bien peu d'indices pour se guider quand on est étranger au pays.

Le danger est encore plus grand lorsque soufflent les tempêtes neigeuses qu'on nomme *écirs* ou *échirs*. Une neige fine et piquante tourbillonne autour du voyageur; elle pénètre dans ses yeux et ses narines, glace ses mains et son visage, et détermine un engourdissement qui peut devenir mortel s'il s'arrête avant d'avoir trouvé un abri convenable. S'il résiste à ce premier danger, l'homme égaré peut tomber dans un comble de neige, où il reste enseveli.

Il n'est pas rare de voir, dans le fond des vallées, des hameaux entiers disparaître sous la neige, et leurs habitants sont exposés à souffrir de la faim, s'ils n'ont pas eu le soin de se munir des provisions qui leur sont nécessaires pendant l'hivernage.

Nous avons encore d'autres inconvénients à signaler. Pendant l'hiver, les habitants des montagnes, qui, bien souvent, n'ont aucun moyen de chauffage, se réfugient dans les étables, remplies de fumier, où se trouvent accumulés des hommes, des femmes, des enfants et des animaux domestiques de toutes espèces. Les moyens d'aération étant à peu près nuls, l'atmosphère devient trop chaude et trop humide, et se charge d'une notable quantité de miasmes organiques et d'acide carbonique.

Accoutumés à vivre, pendant la mauvaise saison, au milieu des conditions hygiéniques mauvaises que nous venons de signaler, les montagnards oublient les soins de propreté ; ils se lavent rarement les mains et le visage, et ne prennent des bains que lorsque, par hasard, ils tombent dans un lac ou dans un ruisseau.

A côté de ces influences fâcheuses, qui deviennent souvent des causes d'impétigo, de teigne ou de maladies scrofuleuses, on trouve, pendant la bonne saison, des conditions hygiéniques excellentes. Rentrés dans leurs maisons, après la cessation des grands froids, les montagnards paient sans doute un tribut, plus ou moins considérable, aux maladies printanières ; mais, cette épreuve passée, ils vivent dans un air pur, bien renouvelé, plus frais et d'une température moins variable que celui des plaines basses. Cette atmosphère vivifiante rétablit promptement leurs forces, améliore leur constitution et leur permet de lutter avec avantage contre les refroidissements qui agissent, d'une manière si active, pendant les saisons chaudes, sur les habitants de la Limagne.

Comme ils sont très-rarement surexcités par l'usage des boissons alcooliques et d'une nourriture animale, les montagnards marchent et travaillent généralement avec une sage lenteur, ce qui rend, chez eux, les sueurs abondantes et répétées assez rares.

S'ils sortent quand le temps est mauvais, ils ont soin de s'envelopper d'une *coubertine,* grand manteau formé d'une double étoffe de laine, qui se termine par un col assez large pour protéger leur cou contre l'action des vents froids ; de plus, ils couvrent leur tête avec un large chapeau noir qui leur sert, en même temps, d'ombrelle et de parapluie (1).

Les femmes, de leur côté, protègent leurs têtes et leurs épaules avec un grand capuchon fait en gros drap, qui descend jusqu'aux genoux.

Les habitants des montagnes ne récoltent pas de vin ; ils cueillent très-peu de fruits ; ils vivent de pommes de terre, de blé

(1) Ces costumes commencent à disparaître ; le montagnard, après avoir abandonné le sayon, la braye, la grande guêtre et la chevelure longue, commence à adopter les costumes, moins protecteurs, de la Limagne.

noir, de fromage, de lait et de soupes ; rarement ils mangent des œufs. Le dimanche et les jours de fêtes, ils ajoutent, au repas de midi, un morceau de lard ou de cochon salé qui est cuit avec des légumes. Leur pain, mal levé, peu aéré et mal cuit, est fait avec de la farine de seigle ; il se moisit souvent.

Dans les bourgs placés le long des grandes routes, dans les localités où existent des établissements thermaux, on trouve des hôtels ou des auberges dans lesquels on peut se procurer de la viande, du vin, de la bière, de l'eau de seltz et des liqueurs. Ajoutons que, depuis quelques années, les cabarets tendent à se multiplier dans les communes importantes de la montagne.

En résumé, pendant les journées chaudes de l'été et de l'automne, l'atmosphère des villages bâtis dans les vallons ou les plaines montagneuses de l'ouest est pure, fraîche, bien renouvelée et beaucoup moins sujette à présenter les alternatives de fortes chaleurs et de refroidissements intenses que l'on observe dans la Limagne.

Les vêtements, quand il pleut ou qu'il fait froid, protègent beaucoup mieux les montagnards que ceux adoptés dans les plaines arrosées par l'Allier. Le travail, plus modéré, a moins de tendance à produire des sueurs affaiblissantes qui rendent les refroidissements du cou bien dangereux ; aussi le goître est-il proportionnellement beaucoup moins fréquent dans ces régions élevées que dans les parties basses du département du Puy-de-Dôme.

PLAINE DE LA LIMAGNE.

HYGIÈNE, CLIMAT, MÉTÉOROLOGIE.

L'hiver est moins rude dans la Limagne; la neige y est moins persistante que dans les régions montagneuses. L'hivernage y est très-incomplet; les domestiques mâles couchent seuls dans l'écurie, les femmes et les maîtres restent dans la maison.

La nourriture, dans la plaine, est meilleure que dans la montagne; le pain, préparé avec du froment pur ou mélangé d'orge, est mieux levé et mieux cuit; les légumes sont plus variés; on y boit plus souvent du vin ou du petit vin, et néanmoins, dans les cantons de Riom et de Clermont, où ces liquides sont prodigués, on observe un grand nombre de goîtres dans les vallées situées entre Ceyrat et Mozat.

Les vêtements d'hiver, dans la Limagne, se rapprochaient beaucoup autrefois de ceux de la montagne. La veste et le pantalon en gros drap, le chapeau noir en feutre, à forme ronde, à larges bords, étaient en usage (1). On a remplacé ces vêtements par la casquette et le chapeau à bords étroits, par des pantalons en draps légers. En été, la blouse bleue et les pantalons de toile ou de coton sont généralement adoptés; chose fâcheuse, on a réduit la cravate à la largeur d'une jarretière.

La température moyenne, à Clermont, varie entre $+ 10°,1$ et $+ 10°,3$; elle est un peu inférieure à celle de Paris, qui est de $+ 10°,6$, et cependant cette dernière ville est à 447 kilomètres plus au nord que Clermont. Il est vrai de dire que Paris, situé au milieu d'une grande plaine, est à 60 mètres seulement au-dessus du niveau de la mer (PUISSANT), tandis que Clermont, bâti sur un monticule dont le sommet s'élève à 400 mètres, n'est séparé des monts Dômes que par une distance de 6 ou 7 kilomètres (2).

(1) La coubertine et le capuchon sont rarement employés dans la Limagne.

(2) Les renseignements relatifs à la météorologie sont empruntés : 1° aux ouvrages de Ramond et de Michel Bertrand; 2° aux observations météorologiques de H. Lecoq, *Annales scientifiques, littéraires et industrielles d'Auvergne*, tomes 23, 24 et 25 (1850 à 1852); 3° aux observations publiées par l'Observatoire de Clermont, *Mémoires de l'Académie des Sciences, Belles-Lettres et Arts de Clermont-Ferrand*, années 1876 à 1878.

Le baromètre éprouve, dans la Limagne, de notables variations. En 1850, la hauteur moyenne a été, à midi, de 727^{mm}; mais on a vu, pendant la même année, la colonne mercurielle descendre à 705 et monter à 741 millimètres. En 1876, l'écart a été plus considérable. La hauteur la moins grande a été de 705,8 ; la hauteur la plus considérable a atteint 743^{mm}42 ; la hauteur moyenne n'a pas dépassé 727^{mm}, comme en 1850.

Dans les pays de montagnes, la température s'abaisse un peu à mesure qu'on monte ; il en est de même de la colonne barométrique qui, aux bains du Mont-Dore, s'élève en moyenne à 667 millimètres.

Il résulte de ces circonstances que, dans ces hautes régions, l'atmosphère exerce sur le corps de l'homme une pression moins considérable. Aussi a-t-on raison de dire que, dans les montagnes, l'air est plus léger que dans la Limagne. Ces changements survenus dans la pression atmosphérique font varier nécessairement le point d'ébullition de l'eau.

La température, en été, dépasse rarement, à Clermont et à l'ombre, + 33° ou + 34° ; elle ne descend presque jamais, en hiver, à — 16° ou — 17° centigrades.

Les vents sont assez variables ; les observations recueillies en 1876, 1877 et 1878, nous donnent les résultats suivants :

OBSERVATOIRE DE CLERMONT. Vents et tempêtes.	NOMBRE des jours 1876.	NOMBRE des jours 1877.	NOMBRE des jours 1878.
Vents du Nord	96	69	69
— du Nord-Est	28	52	52
— de l'Est	9	26	22
— du Sud-Est	11	16	17
— du Sud	53	41	41
— du Sud-Ouest	51	54	54
— de l'Ouest	60	64	74
— du Nord-Ouest	48	38	37
Tempêtes	5	18	11

Ajoutons que les vents les plus violents sont ceux de l'ouest et du sud-ouest.

Le nombre des jours de pluie et la quantité de neige tombée varient beaucoup. En 1850, nous avons compté 36 jours d'orage, 54 jours de pluies plus ou moins abondantes, et 23 jours de neige.

Le climat de la Limagne est assez changeant ; les mois de janvier et le commencement de février sont généralement froids ; à la fin de février ou au commencement de mars, on observe quelquefois de véritables jours de printemps pendant lesquels on voit fleurir les amandiers et un assez grand nombre d'arbres de la famille des rosacées. Mais, trop souvent, apparaissent bientôt des abaissements brusques de la température, qui sont déterminés par la chute de la neige, l'apparition du grésil ou des gelées blanches. Ils détruisent, en quelques jours, les abricots, les pêches et une foule d'autres fruits qui fournissent, quand ils sont abondants, des éléments de prospérité à l'une des grandes industries de notre pays.

Ces changements dangereux sont dus en grande partie, quoi qu'en ait dit Ramond, au voisinage des monts Dômes. Dans les pays de plaines, les pluies diminuent la chaleur de l'atmosphère, mais cet abaissement de la température n'est point à comparer à celui qui résulte de la chute de la grêle ou de la neige sur les montagnes. Ces caprices et ces refroidissements rapides, lorsqu'ils se montrent après des jours de chaleur, sont aussi sensibles aux personnes qui ont quitté trop tôt leurs vêtements d'hiver, qu'aux feuilles et aux fleurs des arbres fruitiers qui, trompées par le soleil de mars, se sont trop hâtées d'ouvrir leurs bourgeons et leurs corolles. Quand les pluies sont fréquentes, le printemps est tellement froid, qu'on passe sans transition de l'hiver à l'été. De même que dans les autres pays de montagnes, l'été présente des variétés assez nombreuses. Si les pluies sont fréquentes et de longue durée, les chaleurs sont modérées pendant le jour, mais les soirées et les nuits sont froides.

D'autres fois, et ces années-là ne sont pas rares, les chaleurs sont intenses et persistantes ; un soleil ardent dessèche les sources des pays granitiques, diminue les ruisseaux et les rivières, jaunit les végétaux et arrête le développement des fruits. Il agit aussi avec une grande intensité sur les agriculteurs, les militaires, les lycéens et les pensionnaires, pendant les travaux, les exercices et les longues promenades qui leur sont imposés.

Des sueurs abondantes ne tardent pas à se manifester, et elles continuent la nuit lorsque ces divers individus se trouvent réunis, en trop grand nombre, dans des dortoirs ou des chambres insuffisamment aérés.

A ces causes d'affaiblissement, il faut encore ajouter l'action des journées chaudes, humides, énervantes, qui précèdent les orages. Le ciel est obscurci par un vaste nuage de couleur sombre, contre lequel viennent se heurter des nuages blancs moutonnés qui se meuvent en sens inverse. La quantité d'électricité produite est d'autant plus grande que ces nuages sont plus volumineux et marchent avec plus de rapidité. Bientôt un vent d'aspiration s'élève, les éclairs sillonnent la nue, le tonnerre se fait entendre, ses roulements deviennent vibrants et terribles lorsque la foudre éclate à courte distance. Les nuages semblent alors se déchirer, et une grêle destructive s'abat sur les fleurs, les fruits et les feuilles, dont les débris jonchent bientôt la terre.

D'autres fois, ce sont des pluies qui apparaissent subitement et accompagnent l'orage qui devient alors beaucoup moins dangereux.

Ces pluies et ces grêles frappent et refroidissent également les journaliers, les militaires et les lycéens qui, mis en sueur par leurs travaux ou leurs promenades, se sont laissés surprendre, loin de tout abri, par le mauvais temps.

Si la pluie et la grêle se succèdent à des intervalles rapprochés, il en résulte, durant un certain temps, un abaissement rapide de la température qui peut devenir dangereux ; surtout pour les étrangers, qui n'ont pas toujours le soin de se munir de vêtements convenables.

Les écarts très-notables de température que nous venons de signaler, peuvent se produire en 24 heures. Ainsi, à Clermont, ils ont été, le 22 mai 1876, de 21°,7 ; le 5 juin, de 21°,9 ; le 22 juillet, de 23°,4 ; le 5 août, de 22°,8 ; tandis que, à Montsouris (Paris), les mêmes écarts ont été seulement (toujours en 24 heures), de 19°,4, en mai ; de 17°,8, en juin ; de 20°,3, en juillet ; de 19°,5, en août.

Quand on embrasse une période mensuelle entière, les différences entre les températures *maxima* et *minima* sont également plus grandes à Clermont qu'à Paris, ainsi qu'on peut s'en assurer en parcourant le tableau suivant, qui est emprunté au

Compte-rendu de l'Académie des sciences de Paris, année 1876, et aux observations météorologiques publiées par l'Observatoire de Clermont, dans les *Mémoires de l'Académie des sciences, belles-lettres et arts* de cette dernière ville.

Renseignements météorologiques.

ANNÉE 1876.	TEMPÉRATURES. Ecarts en 24 heures.		TEMPÉRATURES. Ecarts mensuels.			
			Minima.		Maxima.	
	Paris.	Clermont.	Paris.	Clermont.	Paris.	Clermont.
Mai	19° 4	21° 7	2° 1	—1° 3	27° 9	28° 0
Juin	17° 8	21° 9	6° 3	4° 6	34° 8	30° 5
Juillet	20° 3	23° 4	9° 4	5° 2	31° 5	33° 8
Août	19° 5	22° 8	7° 1	4° 2	35° 6	33° 7
Septembre	17° 0	26° 2	6° 1	2° 2	25° 3	28° 3
Octobre	13° 0	20° 9	0° 8	—3° 6	25° 5	28° 9

Ordinairement, la saison d'automne est belle dans la Limagne. Une chaleur modérée, uniforme, un ciel pur et bleu, rendent l'habitation de la plaine saine et agréable.

Cependant, vers la fin d'octobre, la température se refroidit sensiblement, et les pluies qui tombent dans la Limagne sont remplacées par des neiges passagères dans les montagnes.

L'été dit de la *Saint-Martin*, qui vient, tantôt à la fin d'octobre, tantôt au commencement de novembre, nous donne une quinzaine de beaux jours; l'air est froid la nuit, mais, vers midi, le soleil adoucit un peu la température de l'atmosphère.

Ces beaux jours sont à peine terminés, que les pluies et les brouillards se montrent et amènent la neige, les gelées et les froids permanents qui sont, de loin en loin, remplacés par un soleil passager, accompagné d'humidité et de dégel.

En général, dans la Basse-Auvergne, les vents du nord-est coïncident avec le beau temps; les vents de l'ouest et du sud-ouest, avec la pluie, les orages et les tempêtes. Les neiges d'hiver, de même que les pluies d'été, varient beaucoup. Les neiges les plus abondantes sont tombées en 1829-1830, 1844-1845, 1863-1864, 1870-1871.

En 1844, la circulation a été interrompue, dans le voisinage des monts Dômes, pendant plusieurs semaines.

Les tableaux suivants, que nous empruntons aux *Mémoires de l'Académie des sciences, belles-lettres et arts de Clermont*, serviront de complément aux renseignements que nous venons de donner sur le climat de la Limagne.

Résumé des Observations météorologiques de 1876.

1876. MOIS.	BAROMÈTRE. Hauteur à midi.				TEMPÉRATURE à midi.			
	Moyenne.	Maximum	Mininum.	Ecarts.	Moyenne.	La plus élevée.	La plus basse.	Ecarts.
Janvier...	753mm78	739mm63	723mm55	16mm08	+ 0°40	+12°00	—16°50	38°50
Février..	727.20	738.68	719.33	19.35	+ 5°58	+19°80	—10°50	30°30
Mars. ...	722.40	732.77	709.38	23.39	+ 6°91	+18°40	— 2°70	21°10
Avril....	725.67	734.94	714.33	20.61	+ 9°61	+23°20	— 0°20	23°40
Mai.....	726.77	734.16	722.99	11.17	+11°20	+28°00	— 1°30	29°30
Juin.....	727.45	732.46	722.05	10.41	+16°40	+30°50	+ 4°60	25°90
Juillet...	730.52	734.89	725.76	9.13	+19°50	+33°80	+ 5°20	28°60
Août. ...	728.76	734.20	721.31	12.89	+18°33	+33°70	+ 4°20	29°50
Septembre	727.62	734.93	718.05	16.88	+14°83	+20°30	+ 2°20	26°10
Octobre..	727.01	732.31	720.01	12.30	+13°20	+28°90	— 3°60	32°50
Novembre	726.67	736.12	715.01	21.11	+ 6°54	+20°30	—10°00	20°30
Décembre	720.91	733.20	706.02	27.18	+ 6°97	+18°30	— 4°60	22°90

1876. MOIS.	ÉTAT DU CIEL.				MÉTÉORES.											
	Pur.	Presque pur.	Nuageux.	Couvert.	Brouillard.	Bruine.	Pluie.	Neige.	Grésil.	Grêle.	Rosée.	Gelée.	Givre.	Verglas.	Tonnerre.	Orage.
Janvier....	5	3	5	18	6	»	2	6	1	»	»	21	2	»	»	»
Février....	3	3	12	11	1	2	9	6	»	»	»	16	»	»	»	»
Mars.	»	2	20	9	2	2	17	5	»	»	»	8	»	»	1	»
Avril.	3	»	15	12	2	»	15	»	1	1	7	1	»	»	3	1
Mai......	3	6	10	12	»	»	6	»	2	»	9	2	»	»	1	»
Juin......	2	3	15	10	»	»	12	»	»	1	14	»	»	»	6	6
Juillet. ...	8	8	14	1	1	»	2	»	»	»	21	»	»	»	2	2
Août......	5	7	16	2	»	»	14	»	»	1	15	»	»	»	6	6
Septembre.	2	5	22	1	»	»	15	»	1	»	7	»	»	»	2	2
Octobre. ..	3	2	13	13	»	1	8	»	»	»	1	1	1	»	1	1
Novembre .	»	1	24	5	1	2	10	»	»	»	»	»	2	»	»	»
Décembre..	»	1	26	4	2	1	12	»	»	»	»	»	2	1	»	»

1876. MOIS.	DIRECTION DES VENTS.								TEMPÊTES.	HYGROMÈTRE.	PLUIE.	
	N	*NE*	*E*	*SE*	*S*	*SW*	*W*	*NW*			Eau tombée.	Nombre de jours.
Janvier.....	13	1	3	1	6	1	2	4	»	69	25mm4	8
Février.....	3	»	»	1	5	3	10	7	»	68	24.2	13
Mars.......	»	2	1	»	3	7	13	5	4	69	124.9	20
Avril.......	10	2	»	»	3	4	6	5	»	68	80.4	15
Mai........	19	3	1	1	1	1	4	1	»	61	22.0	6
Juin..	15	3	»	2	»	»	4	6	»	71	195.6	12
Juillet......	14	2	»	»	»	3	6	6	»	64	8.4	2
Août.......	9	4	»	»	»	10	2	6	»	65	112.7	14
Septembre. .	1	3	»	2	»	9	5	10	»	69	32.1	16
Octobre.....	5	3	1	4	9	5	»	4	»	72	36.1	8
Novembre...	8	2	1	»	10	2	4	3	»	77	26.8	10
Décembre...	1	1	2	»	16	6	4	1	1	73	37.3	12

GOITRES AIGU ET CHRONIQUE.

ÉTIOLOGIE : EXAMEN CRITIQUE.

Causes multiples.

Plusieurs auteurs ont pensé que des causes multiples pouvaient concourir à la production des engorgements thyroïdiens. Les partisans de cette doctrine comptent, parmi eux, des hommes considérables, au nombre desquels se trouvent : Maffei, le rapporteur de la Commission savoisienne; Niepce, Ferrus, Parchappe, Cerise, Marchand, Bramley, etc.

Nous empruntons à l'ouvrage de Niepce, l'exposé des causes nombreuses auxquelles un certain nombre de ces auteurs ont attribué le goître et spécialement le goître endémique (1). D'après l'inspecteur d'Allevard, cette maladie se manifeste de préférence dans le voisinage des montagnes, dans les vallées profondes, étroites et tortueuses; dans les localités où l'air est humide et souvent chargé de brouillards; où la température, très-chaude à midi, se refroidit fortement le soir sous l'influence des vents qui descendent des sommets couverts de neige; où le thermomètre présente quelquefois des écarts de 15°, de 20° et même de 25° dans la même journée.

Ces refroidissements sont d'autant plus sensibles que les habitants sont entassés dans des maisons ou des écuries trop étroites, mal aérées, dont l'atmosphère est rendue impure, humide et trop chaude, par la présence d'un grand nombre d'animaux domestiques.

Dans beaucoup de localités, la lumière directe du soleil ne pénètre que pendant un petit nombre d'heures jusqu'aux habitations, surtout durant l'hiver. De plus, son action, comme celle des vents, est gênée par les saillies des rochers, les groupes d'arbres, ou par des bois plus ou moins étendus.

Au fond des vallées, les eaux des ruisseaux et des rivières débordent et donnent naissance à des marais qui sont une source de brouillards et d'humidité. Les eaux potables sont crues, fades,

(1) Cet exposé concorde parfaitement avec celui qui a été publié par le rapporteur de la Commission savoisienne.

louches, chargées de sels calcaires ou magnésiens; dans certains endroits, cependant, elles sont pures et limpides.

Les villages les plus maltraités sont placés au fond des vallées les plus profondes, à mi-côte, dans des angles rentrants, où l'air se renouvelle mal.

Les vêtements sont malpropres et la nourriture est mauvaise ou insuffisante même chez les cultivateurs qui jouissent d'une certaine aisance (1).

On a fait à ce système les objections suivantes: Le docteur Chabran a fait remarquer que Briançon n'est nullement dans les conditions indiquées par Niepce; que le puy Saint-Pierre est composé de plusieurs villages qui sont disséminés sur le versant méridional de la montagne de Prorel; que le puy Saint-André n'est ni humide, ni entouré d'arbres; que Saint-Chaffray est dans des conditions semblables, et cependant ces localités présentent des goîtres nombreux (2).

Le village de Réauthier, où l'épidémie existe, est bâti sur le roc, à mi-côte, et tout à fait exposé au midi. (FABRE DE MÉRONNE.)

Le hameau de Chappey, qui renferme le plus de goîtreux, dans la commune de Broye, est situé sur le haut d'une montagne; il reçoit les vents à profusion; les arbres y sont rares; les villageois ont beaucoup de peine à se garantir des rayons du soleil; point d'humidité dans les maisons. (Dr PIERRE.)

M. Boussingault a observé le goître, sur les Andes, dans des contrées parfaitement exposées aux rayons du soleil.

« M. Saint-Lager a rassemblé, dans son ouvrage, beaucoup de faits qui prouvent que l'excès d'humidité de l'air et l'absence d'insolation ne sauraient être considérés comme les causes principales de l'endémie goîtreuse. Il rappelle surtout que tous ceux qui ont étudié la question du goître dans la Nouvelle-Grenade : Humboldt, Boussingault, Roulin, Caldas, Restreppo, sont unanimes à combattre la doctrine qui attribue le goître à l'humidité (3).

(1) Voir le *Traité du Goître et du Crétinisme*, de B. Niepce. J.-B. Baillière, Paris, 1851.

(2) Chabran (J.-A), *Du Goître et du Crétinisme endémiques*. Paris, Adrien Delahaye, 1864. Pages 41 et 500.

(3) Nous avons emprunté plusieurs des objections que nous venons de citer au rapport de M. Baillarger.

Les objections qui précèdent ne démontrent nullement l'inefficacité des causes multiples ; elles prouvent seulement que l'étiologie, telle que l'ont indiquée Niepce et ceux qui partagent ses opinions, a été incomplètement exposée.

Nous espérons légitimer, plus loin, cette conclusion : que les circonstances signalées par ces auteurs, comme pouvant concourir à la production de l'engorgement thyroïdien, ont toutes une action réelle ; seulement, les unes prédisposent au goître aigu, les autres le déterminent, tandis que les troisièmes le font passer à l'état chronique. Parmi ces dernières, nous placerons au premier rang l'hérédité.

DES CAUSES SPÉCIFIQUES DU GOITRE.

Nous allons maintenant faire l'examen critique des opinions professées par les auteurs qui supposent que le goître est déterminé par une cause spécifique, par l'absorption d'une substance miasmatique, organique ou minérale spéciale.

Influence des substances végétales et des miasmes paludéens.

Vingtrinier a étudié le goitre dans la presqu'île de Tourville ; il a constaté que parmi les communes voisines, respirant le même air, buvant les mêmes eaux, se nourrissant et travaillant à peu près de la même manière, se trouvant placées, en un mot, dans des conditions topographiques et hygiéniques semblables : les unes avaient le goître tandis que les autres ne l'avaient pas. Il a été conduit, en procédant par exclusion mais sans donner des preuves sérieuses à l'appui de son opinion, à admettre que dans les localités infestées, il y a un banc terrestre ou un amas de détritus circonscrit où doit se faire une fermentation ou putréfaction spécifique, végétale ou animale, dont l'air reçoit et dissout les émanations et les transmet par la respiration.

M. Kœberlé pense aussi que le goître est dû à un miasme spécial, qui n'a pu être mis jusqu'ici en évidence.

D'après MM. Morel et Tourde, c'est un miasme paludéen ou marécageux qui est la cause réelle du goître endémique.

Nous discuterons plus loin cette hypothèse, lorsque nous nous occuperons de l'étiologie du goître étudiée dans le département du Puy-de-Dôme.

Influences telluriques.

Quelques auteurs anciens ont prétendu que le goitre était fréquent sur les terrains crétacés et les calcaires.

Mac-Clelland a étudié l'endémie goîtreuse sur l'Himalaya, dans Kemahou. Les tableaux qu'il a publiés tendent à démontrer que le goître est presque exclusivement endémique « sur les terrains calcaires et qu'il épargne les villages placés sur les schistes argileux, sur les grès siliceux, les amphibolites....... Aussi l'auteur croit-il pouvoir conclure de ses recherches que l'endémie du goître doit être attribuée à la présence dans les eaux d'une forte proportion de carbonate de chaux. »

Le docteur Hitch explique autrement les faits que nous venons d'exposer ; il dit, en effet, que « c'est justement dans les formations anciennes, surtout dans la formation calcaire, *très-riche en dolomie*, que Mac-Clelland a placé le siége exclusif du goître et du crétinisme. » (BAILLARGER.)

Cette dernière interprétation rattache l'opinion de Mac-Clelland à celle de M. Grange, dont nous nous occuperons plus loin.

Etudions d'abord l'influence de la craie. Nous ne présenterons, sur ce point, qu'une seule objection qui est décisive; la voici : en Corse, le terrain crétacé supérieur couvre la moitié orientale de ce département; l'autre moitié est composée de terrains cristallisés. Le nombre des goîtreux, pour l'ensemble du département, est de 1 sur 1,903 conscrits. En admettant, ce qui n'est pas probable, que les individus atteints de cette maladie habitent tous la région crétacée, leur proportion serait seulement de 1 sur 951 examinés; c'est bien peu.

Action de terrains magnésiens.

Les recherches de Mgr Billiet sont trop vagues pour que nous croyions utile de les reproduire; mais nous allons citer, avec quelques détails, d'après M. Baillarger, le résultat des observations de M. Grange. Cet auteur professe : 1° « que le goître et le crétinisme ne sont dus ni à une circonstance météorologique, ni à des conditions hygiéniques spéciales, ni à la réunion de « plusieurs causes de cette nature, qui ne peuvent jouer, dit-il, qu'un rôle secondaire. »

2° « Que le goître et le crétinisme sont endémiques sur les terrains magnésiens. »

« On trouve, dit M. Grange, quelques goîtreux sur la molasse marine ; cette affection augmente sur le lias ; elle est générale sur les terrains de trias, les marnes irisées, le muschelkalk, le zechstein ; elle diminue sur les terrains houillers et disparaît généralement sur les formations granitoïdes ; son intensité maximum s'observe toujours au-dessous des grandes formations dolomitiques (1). » « Ces affections suivent, sur un assez grand espace, les terrains d'alluvions qui proviennent des pays où le goitre est endémique. »

Zambroni et M. Garrigou, qui ont particulièrement étudié les montagnes des Pyrénées, disent que le goître règne dans les vallées où le sol renferme de la magnésie, jamais dans celles où le sol est de granite pur (2).

Voici maintenant les objections qui ont été faites au système de M. Grange.

« Il est constant, dit M. Chatin, que le goître existe sur les terrains volcaniques, à Royat et dans beaucoup de localités du Puy-de-Dôme, de la Haute-Loire, de l'Ardèche et des bords du Rhin ; sur les granites des Alpes noriques, de Vienne et de quelques contrées de la Nièvre et de la Haute-Bourgogne. » (Baillarger.)

« De son côté, M. Saint-Lager cite un assez grand nombre de contrées où l'endémie du goître sévit en dehors des terrains dolomitiques. » (Baillarger.)

Nous nous occuperons de nouveau de ce sujet dans l'article consacré à l'étude de l'action des terrains et des eaux potables du département du Puy-de-Dôme.

Action des sulfures métalliques.

Le docteur Saint-Lager a consacré plusieurs années de sa vie à l'étude de l'endémie goîtreuse, et il a été conduit à soutenir que

(1) Tous ces terrains renferment de la magnésie.

(2) L'opinion de M. Garrigou s'est un peu modifiée depuis la publication du rapport de M. Baillarger. — Voir plus loin.

le goître et le crétinisme n'existent que sur les terrains métallifères. (BAILLARGER.)

Parmi les sulfures coupables, il place au premier rang le sulfure de fer ; au second rang le sulfure double de cuivre et de fer.

Viennent ensuite la galène argentifère ou antimoniale, la blende, le cuivre gris, la stilbite, le manganèse oxydé, le mispickel avec l'accompagnement habituel de barytine, de fluorine et de quartz.

L'auteur que nous citons invoque à l'appui de ses idées l'opinion de Paracelse, qui attribue le *struma* aux minéraux crus et notamment à la *marchasita*.

Agricola dit que quelques eaux métallifères *gutturosos efficiunt*. Astruc accusait formellement les eaux bourbeuses et vitrioliques de produire le goître.

Willis incriminait les particules sulfureuses en suspension dans les eaux.

Accuser un aussi grand nombre de corps différents, ne point dire quel est celui d'entre eux qui produit le goître, c'est ne point résoudre la question.

La discussion, pour être possible, doit être limitée ; c'est afin d'atteindre ce but que M. Baillarger se borne à mettre en cause les sels de fer dissous dans les eaux potables.

Voici, à ce sujet, les objections qui ont été présentées par le célèbre aliéniste : « Parmi les départements les plus fortement atteints de l'endémie, il y en a quatre où n'existe aucune exploitation de minerai de fer. Le premier est le département des Hautes-Alpes, les autres sont les départements des Hautes-Pyrénées, du Rhône et de la Loire. »

« Sur 800 minières de fer qui sont exploitées en France, les départements du Nord et du Cher en contiennent, à eux seuls, près de la moitié. Le département du Nord en compte 286, et le département du Cher, 77; en tout 363 sur 797. Or, dans ces deux départements, précisément, le goître n'est pas endémique. Les cas de réforme pour goitre ne sont guère en effet que dans la proportion de 1 sur 500 pour le département du Nord, de 1 sur 1000 pour le département du Cher (1). »

(1) Le Cher compte, d'après nos recherches, un goîtreux sur 2.181 conscrits ; celui du Nord, un goîtreux sur 1.159 conscrits. M. Baillarger indique des proportions plus élevées.

M. Garrigou, qui n'est point partisan de cette doctrine, a cité des localités où les pyrites de fer abondent et qui sont exemptes d'endémie ; il indique comme se trouvant dans ce cas : tout le canton d'Ax, dans l'Ariége, et celui d'Alais, dans le Gard; il rappelle que, dans ce dernier canton, on exploite la pyrite de fer. Le même auteur parle de villages bâtis sur des terrains complètement dépourvus de sulfure de fer, et dans lesquels règne néanmoins, avec intensité, l'endémie du goître et du crétinisme. Tels sont : Alliat, Junac, Bédeilhac, etc., dans le département de l'Ariége; Castillon, Aoste, Gèdre, Lesponne, Beausens, Argelès, dans les Hautes-Pyrénées.

De l'action des substances dissoutes dans les eaux potables.

Dans la partie du rapport de M. Baillarger qui est consacrée à l'étude de l'influence des eaux sur la production du goître et du crétinisme, les causes du goître aigu et du goître chronique sont mêlées et confondues à tel point qu'on se perd au milieu des faits nombreux, presque tous incomplets, qui sont cités par cet auteur.

Dans beaucoup de cas on n'indique ni la température, ni la composition de l'eau, ni les conditions hygiéniques au milieu desquelles vivaient les individus au moment où ils ont été atteints de l'engorgement thyroïdien; ces lacunes sont regrettables. Nous avons démontré ailleurs et nous démontrerons amplement plus loin que l'eau froide, agissant sur des individus mis en sueur, après avoir été affaiblis par des conditions hygiéniques spéciales, peut déterminer des engorgements thyroïdiens qui deviennent quelquefois incurables. La température de l'eau était donc importante à noter.

Ces réserves faites, nous allons, dans la mesure du possible, faire le triage des observations qui doivent profiter à l'étiologie du goître aigu.

Mais, avant de commencer cette analyse, nous croyons devoir rappeler que plusieurs auteurs anciens ont pensé que les eaux potables agissant, soit à cause de la température froide qu'elles doivent à la fonte des neiges et des glaces qui en sont la source, soit en raison de leurs sels et de leurs éléments chimiques de crudité, pouvaient devenir une cause de goître. Bartholin (*De usu nivis medico*, caput XXIV), Bruni (*Questiones quædam cardinales*, Montpellier, 1618), Borgella (*Journal de santé* de Capelle), ont particulièrement fait mention de ce genre de causes (1).

Rullier, qui cite ces auteurs, ne parle nullement des conditions dans lesquelles se trouvaient les individus sur lesquels agissaient ces eaux glacées; il se borne à combattre cette opinion, en s'appuyant sur les observations de Saussure, de Cullen et de Fodéré.

M. Baillarger a publié, dans son rapport, la liste des sources auxquelles on attribue des propriétés goîtrigènes ; nous allons la reproduire : Wagner, au dire de Kœberlé, a indiqué, dès le XVIIe siècle, « des fontaines réputées pour donner lieu au goître dans les Grisons, à Zizers, à Trimmis, à Sonders ; Hoffmann a cité, de son côté, la fontaine de Kropfbrunnen, à Flach ; une autre fontaine du même genre existe entre Champoléon et d'Orcières. A Saint-Chaffreix, dans le Briançonnais, on parle d'une source qu'on appelle la fontaine des Goîtreux. D'après M. Grange, on trouve, dans diverses vallées de la Maurienne et de la Tarentaise, des fontaines dites tufeuses. Le docteur Bailly affirmait, il y a plus de cinquante ans, que, dans son pays, au hameau de Tuet, près de Bonneville, certaines fontaines donnaient le goître en très-peu de temps. Mgr Billiet parle aussi d'une source de Villard-Clément, dont quelques jeunes gens, plusieurs mois avant le tirage au sort, font usage, afin de se procurer un goître suffisant pour les exempter du service militaire.

Le docteur Saint-Lager affirme également avoir reçu l'aveu de jeunes conscrits qui étaient devenus goîtreux en buvant les eaux de certaines sources, pendant quelques mois. (BAILLARGER.)

Nous aurions été bien embarrassé d'expliquer les effets merveilleux opérés par l'eau de ces fontaines, si nous n'avions trouvé dans le *Recueil des mémoires de médecine, de chirurgie et de pharmacie militaires* (2), le passage que nous allons reproduire et qui a été écrit par M. Collin : « On raconte, écrit ce médecin militaire, qu'il existe dans le pays (le Briançonnais) des gens qui, à tort ou à raison, passent pour faire naître rapidement le

(1) Rullier, *Dict. des Sciences méd.* Paris 1817, art. Goître, t. XIII.

(2) IIIe série, tome 2, 1859, page 93.

goître chez les jeunes gens appelés par la conscription. Pour arriver à ce but, il parait qu'ils leur conseillent de boire beaucoup d'eau, de faire des courses dans les montagnes, avec un fardeau sur les épaules, le cou serré dans une cravate au-dessus du corps tyhroïde. »

Il nous paraît évident que dans de semblables conditions les conscrits, en faisant de longues courses dans les montagnes, le dos chargé d'un lourd fardeau, le cou serré dans une cravate, doivent nécessairement provoquer une congestion habituelle de la glande thyroïde, des sueurs et une fatigue débilitantes : ainsi préparés, ils boivent de grandes quantités d'eau froide et sont atteints de goîtres aigus. Cette conséquence est très-naturelle. Le jeune agriculteur (cité par M. Thomas) qui, devenu garçon meunier, quitte la maison agricole pour exécuter, dans un moulin humide, des travaux fatiguants auxquels il n'était pas accoutumé, devient goîtreux en buvant des eaux du Buttier ; on ne peut pas admettre qu'en aussi peu de temps ce garçon ait contracté un goître constitutionnel !

Nous réclamons également, comme appartenant à l'étiologie du goître aigu, l'épidémie suivante qui est rapportée par le docteur Germain de Salins : « La petite ville de Nozeroy (Jura) est située sur une montagne de formation néocomienne, balayée par tous les rumbs de vents. Elle s'élève en s'isolant au milieu d'un vallon ; *sur cette montagne, les goîtres sont très-rares et ne viennent que de l'hérédité, qui les perpétue dans certaines familles atteintes de lymphatisme.* En 1837, 16 élèves étrangers à ce pays furent atteints du goître, un mois à six semaines après leur arrivée au petit séminaire de Nozeroy ; ils avaient bu, comme leurs condisciples, l'eau d'un puits creusé dans la *craie néocomienne,* au voisinage de l'établissement..... Cette boisson fut supprimée et remplacée par l'eau légère et aérée de la fontaine publique, qui sort du *néocomien* à 3 kilomètres de la ville ; dès lors on ne se plaignit plus de semblables accidents au petit séminaire. Ceux des élèves qui eurent, de préférence aux autres, cet engorgement de la thyroïde, étaient des jeunes gens à fibres molles et disposés à la scrofule. » (BAILLARGER.)

Coindet raconte l'histoire d'un régiment composé de jeunes soldats qui furent presque tous atteints d'une tuméfaction considérable du corps thyroïde, peu de temps après leur arrivée à Genève, où ils buvaient de l'eau d'une même pompe ; ils changèrent d'habitation et de boisson et le corps thyroïde reprit promptement ses dimensions ordinaires. (GRISOLLE.) Dans toutes les observations qui précèdent, nous trouvons des causes évidentes de goître aigu.

M. Moretin rapporte que dans le canton de Voiteur (Jura) l'endémie goîtreuse commence au-dessous de la source la plus reculée de la Sége : les villages immédiatement situés au-dessus (Gransaux, Sermut, Les Granges), dont les habitants boivent en grande partie des eaux de citerne, sont indemnes. (BAILLARGER.)

D'après Mac-Clelland, il existe, dans la vallée de la Shore, trois castes différentes : La caste inférieure des Dômes, dont les membres sont presque tous atteints de goîtres ; ce sont les seuls qui usent des eaux de la Déota, lesquelles sont de nature incrustante.

Les Brahmines, qui forment la caste supérieure, sont complètement épargnés par l'endémie, mais ils ont pour leur usage particulier l'eau d'un aqueduc.

Enfin les Rejpoots, qui forment la caste intermédiaire, buvaient autrefois, comme les Brahmines, l'eau de l'aqueduc, et comme ces derniers ils étaient exempts du goître ; mais l'eau de l'aqueduc étant devenue insuffisante, ils ont dû, comme les Dômes, boire l'eau de la Déota et, depuis lors, ils ont été atteints par l'endémie. (BAILLARGER.)

Ces faits n'ont à nos yeux aucune valeur, car on ne sait ni quelle était la température des eaux de la citerne et de l'aqueduc, ni quelle était la température de l'eau de la Déota.

Voici maintenant les renseignements qui concernent Bozel, petit village situé dans la Tarentaise, en face de Saint-Bon. La population de ce dernier village est saine, robuste et intelligente, tandis que celle de Bozel présentait, en 1848, un nombre considérable de goîtreux et de crétins.

Les conditions hygiéniques étaient les mêmes ; Bozel était situé dans la partie la plus large de la vallée du Doron, au pied d'une colline exposée au midi.

« La municipalité, voyant que la seule différence importante entre les deux communes était dans les eaux potables, résolut d'abandonner les eaux jusque-là en usage et de les remplacer par celles de la colline de Saint-Bon. Les travaux coûtèrent dix mille francs, et c'est depuis ce changement dans les eaux que l'endémie du goître a presque entièrement disparu. » L'amélioration était déjà très-grande en 1864 (1).

Ici encore, nous ne savons point au juste si les qualités physiques de l'eau de la source nouvelle diffèrent de celles de l'eau du ruisseau abandonné ; il est impossible de se prononcer sur la valeur du fait signalé par M. Baillarger.

Examinons maintenant si l'action goîtrigène des eaux magnésiennes est établie sur des preuves positives.

M. Grange, après avoir constaté avec beaucoup d'auteurs que le goître est très-fréquent sur les terrains qui renferment de la magnésie, ajoute la réflexion suivante : « Il résulte des analyses que j'ai faites et de mes observations géologiques, que si les eaux sont, comme on le croit généralement, la cause prochaine du développement du goître et du crétinisme, on pourrait rapporter l'action délétère de ces eaux aux sels de magnésie, ou peut-être à la fois à la présence de la magnésie et à l'absence d'une quantité de chaux suffisante aux besoins de l'économie. » (BAILLARGER.)

Voici maintenant les objections nombreuses qui ont été opposées à cette hypothèse : M. Chatin objecte que les eaux de Paris, où le goître est rare, contiennent plus de magnésie que les eaux de Notre-Dame-des-Miliaires, de la Perrière et d'Aiguebelle, où cette maladie est commune.

Les analyses de MM. Cantu et Niepce démontrent que la magnésie manque souvent dans les eaux des contrées atteintes de l'endémie.

Nous avons comparé, dans nos *Etudes sur le goître épidémique*, les analyses des sources de l'Isère, faites par M. Grange, à celles des sources potables de la Seine-Inférieure, faites par MM. Leudet, Girardin et Preisser, dont le travail a été publié dans l'*Annuaire des eaux de France*, et il est résulté de cette comparaison que les eaux de la Seine-Inférieure, où le goître est très-rare, contiennent plus de magnésie que celles de l'Isère.

« Devant ces faits et beaucoup d'autres qu'on pourrait citer, M. Grange, tout en maintenant l'exactitude du rapport qu'il a établi entre les terrains magnésiens et l'endémie du goître, pa-

(1) Voir le Rapport de M. Baillarger, page 254.

raît avoir renoncé à soutenir que la magnésie soit dans les eaux potables l'agent véritablement toxique. »

Cette dernière citation, qui est empruntée au rapport de M. Baillarger, est-elle bien exacte? nous en doutons; nous avons eu, il y a quelque temps, en présence de M. Finot, une conversation avec M. Grange fils, qui tend à prouver que son père et lui croient encore, aujourd'hui, à l'action goîtrigène des sels de magnésie.

Nous ne nous occuperons point ici de la théorie de M. Saint-Lager, qui attribue le goître à l'action des sulfures et notamment du sulfure de fer; nous l'avons examinée dans le chapitre consacré aux actions telluriques; mais nous dirons quelques mots de l'idée qu'ont eue un petit nombre d'auteurs d'attribuer le goître à certaines substances organiques dissoutes dans les eaux potables. Cette opinion a été professée par MM. Moretin, Kœberlé, etc. Elle n'est appuyée sur aucune preuve positive, sur aucune expérience décisive. Ayant reconnu que l'action des substances minérales n'était pas démontrée, ils sont arrivés, en procédant par exclusion, à incriminer une matière organique dont ils n'indiquent ni l'origine, ni les propriétés distinctives. Cette hypothèse ne pourra évidemment être acceptée que lorsque ladite matière organique, préalablement isolée de toute autre substance, aura occasionné des engorgements thyroïdiens chez les animaux auxquels on l'aura administrée.

Action de l'iode et des eaux iodurées.

Le résumé des opinions de M. Chatin, que nous allons donner, sera très-court ; nous renverrons les lecteurs qui désirent de plus amples détails, au rapport du docteur Baillarger et aux recherches que M. Chatin a communiquées à l'académie des sciences, en 1852 et en 1854.

1° Des études longues et consciencieuses faites par M. Chatin l'ont conduit à définir le goître : « une forme spécifique des affections lymphatiques déterminée par une cause spéciale, le défaut d'iode. »

2° « Il y a coïncidence générale entre l'abondance de l'iode dans l'air, les eaux, le sol ou les produits alimentaires, et l'absence complète du goître et du crétinisme; entre sa diminution progressive et le développement correspondant de ces maladies. »

3° « Sur les sommets et dans les vallées des Alpes, l'air et toutes les eaux douces sont également pauvres en iode. »

4° « A une certaine distance des massifs montagneux, l'air et les eaux légères sont médiocrement iodurées. »

5° « Loin des Alpes, à Paris, par exemple, l'air et les eaux légères sont l'un et l'autre riches en iode (1). »

6° Les eaux de certaines rivières ont donné une quantité notable et presque semblable d'iodures; telles sont, entr'autres, celles de l'Oise, de l'Allier. (BAILLARGER, etc., page 284.)

7° Dans la zone où est situé Paris, le goître et le crétinisme sont inconnus. On trouve en moyenne que, dans cette zone, le volume d'air respiré par un homme en 24 heures (7000 à 8000 litres, suivant M. Dumas), contient $\frac{1}{200}$ de milligramme d'iode; le litre d'eau pluviale, $\frac{1}{150}$ de milligramme; le litre d'eau de source ou de rivière, $\frac{1}{300}$ de milligramme du même corps.

8° « Dans la deuxième zone, celle du Soissonnais, le goître est assez rare; le crétinisme inconnu. Elle diffère de la première zone par un sol sensiblement moins ioduré, par la fréquence des eaux douces et privées d'iode. » (M. Chatin, cité par M. Baillarger, page 286.)

Voici maintenant les objections qu'on peut adresser à ce système :

1° Les quantités de sel marin iodé que consommaient nos ancêtres est de moins en moins grande aujourd'hui, et cependant le goître tend à diminuer dans les localités où la nourriture et les conditions hygiéniques ont été améliorées sans que les eaux potables aient été changées;

2° L'atmosphère de Trieste, qui est au bord de la mer, doit renfermer une notable quantité d'iode, et cependant M. Chatin constate lui-même que le goître s'y montre fréquent;

3° D'après le même auteur, « sur les sommets et dans les vallées des Alpes, l'air et toutes les eaux douces sont également pauvres en iode. Et pourtant, ainsi que Saussure l'a démontré, e goître disparaît à une certaine hauteur dans ces montagnes.

(1) Extrait des *Comptes-rendus des séances de l'Académie des sciences*, des 5 et 12 janvier, 12 et 26 juillet 1852 et 16 janvier 1854.

5° L'auteur dont nous critiquons le travail a encore dit que l'eau de la rivière de l'Oise renferme une notable quantité d'iode et néanmoins, dans les arrondissements de Compiègne (Oise), de Vervins, de Laon, de Saint-Quentin (Aisne), qui sont arrosés par cette rivière, la proportion des goîtreux est assez considérable. (Voir le Rapport de M. Baillarger, pages 124, 136 et 288.)

6° L'eau de l'Allier a donné à M. Chatin une quantité notable d'iodures, et l'on trouve des goîtres sur les bords de cette rivière, dans la zone moyenne de la Limagne.

Dans certaines vallées, les villages goîtreux sont à une très-petite distance des villages indemnes; ils sont souvent dans des conditions hygiéniques semblables. « Une rivière, un simple torrent, sépare quelquefois une rive infectée d'une autre qui ne l'est pas. » (MOREL.)

« Comment expliquer ces faits, dit M. Baillarger, si l'on admet la doctrine de l'ioduration des milieux? »

« Peut-on comprendre que l'air d'une même vallée se sépare ainsi en deux parties, dont l'une seulement serait iodurée? » Cela n'est pas admissible.

Si M. Chatin s'était borné à dire que l'ioduration suffisante de l'atmosphère, de l'eau et des aliments, empêche, presque partout, le goître de se développer, il aurait trouvé de nombreux approbateurs de sa doctrine! Telle qu'il l'a présentée, elle est inadmissible.

Nous combattrons plus loin l'opinion des auteurs qui prétendent que les eaux potables, insuffisamment aérées, peuvent être une cause d'engorgement thyroïdien.

Avant de terminer ce chapitre, nous croyons devoir rappeler une assertion de Saussure et de Fodéré, qui renverse complètement l'opinion des médecins qui attribuent le goître à certaines substances dissoutes dans les eaux potables.

« Dans les pays de montagne, disent ces auteurs, les eaux qui descendent des sommets servent aux habitants de villages situés à des hauteurs différentes dont les uns sont atteints par l'endémie tandis que les autres sont indemnes. »

ÉTIOLOGIE DU GOITRE

ÉTUDIÉE DANS LE DÉPARTEMENT DU PUY-DE-DOME.

DES INFUENCES TELLURIQUES.

Nous devons, en commençant ce chapitre, faire remarquer que le goître s'est montré sur tous les terrains géologiques dont l'existence a été signalée dans le département du Puy-de-Dôme, et que la fréquence plus grande de cette maladie, dans certaines localités, tient beaucoup plus aux influences météorologiques et hygiéniques qu'aux influences telluriques.

Influence de la pépérite et du calcaire marneux magnésien.

Les tufs volcaniques anciens, désignés sous le nom de pépérite, que nous avons examinés, étaient formés de grains de sable de nature volcanique souvent pénétrés de bitume et toujours réunis par un ciment calcaire contenant une petite quantité de magnésie.

La pépérite de Beauregard-l'Évêque, analysée par M. Finot, sous-directeur de la Station agronomique du Centre, a donné 26 g^r 80 pour cent de carbonate de chaux et 3 g^r 25 de carbonate de magnésie.

Nous devons ajouter que dans beaucoup de communes les assises de la pépérite reposent sur le calcaire marneux magnésien, et que les nappes d'eau qui alimentent les puits de ces villages sont placées entre la pépérite et le calcaire ou bien au milieu des couches de ce dernier terrain.

Toujours est-il que l'eau des sources et puits qui ont leur origine dans la pépérite ou le calcaire sous-jacent, contiennent des petites quantités de chaux et de magnésie, ainsi qu'on l'observe à Beauregard-l'Évêque, à Vertaizon et à Saint-Bonnet.

Voici maintenant les chiffres que nous donne la statistique : sur douze communes, onze ont eu des goîtreux dans les proportions suivantes :

1 en a fourni moins de 1 pour cent conscrits.
4 en ont donné 2 à 3 pour cent —
3 — 4 à 5 pour cent —

2 en ont donné 10 à 12 pour cent conscrits.
1 en a fourni 19 pour cent —

Ce sont les chiffres les plus élevés que nous ayons observés dans le département du Puy-de-Dôme.

Passons maintenant à l'étude des calcaires marneux magnésiens.

En analysant le calcaire compacte de Cournon, nous avons obtenu 80 pour cent de carbonate de chaux, 3 pour cent de carbonate de magnésie. Le calcaire en boule, de Gandaillat, commune de Clermont, était composé de 50 gr pour cent de carbonate de chaux, et de 3 gr 8 pour cent de carbonate de magnésie. Les autres éléments étaient le carbonate de fer, les sous-phosphates d'alumine et de chaux, la silice, le sulfate de chaux et le bitume.

Le calcaire marneux de la butte de Montpensier contient, d'après M. Finot, 26 gr pour cent de carbonate de chaux, et 1 gr 72 de carbonate de magnésie ; enfin un fragment de calcaire marneux recueilli dans la partie haute de la ville d'Aigueperse, sur le chemin de Vensat, au Clos-qui-dort, renfermait 22 gr 9 pour cent de carbonate de chaux, et 0 gr 9 pour cent de carbonate de magnésie. (Finot.)

Dans les communes dont le chef-lieu et les autres villages sont sur le calcaire marneux magnésien, quinze communes avaient des goîtres, treize n'en avaient pas ; parmi les premières :

5 en comptaient moins de 1 pour cent conscrits.
7 en comptaient de 1 à 2 —
1 — de 2 à 3 —
1 — de 3 à 4 —
1 — de 11 à 12 — (Mozat.)

Le nombre des communes dont les chefs-lieux étaient sur le calcaire marneux magnésien et les autres villages sur des terrains divers, s'élèvent à 37, dont 21 avec goître et 16 sans goître. Dans les premières communes, les goîtreux étaient distribués de la manière suivante :

4 en avaient moins de 1 pour cent conscrits.
5 en avaient de 1 à 2 —
2 — de 2 à 3 —
2 — de 4 à 5 —
2 — de 5 à 6 —

3 en avaient de 6 à 7 pour cent conscrits.
1 — de 7 à 8 — (Nohanent.)
1 — de 8 à 9 — (Le Cendre.)
1 — de 10 à 11 — (Chamalières.)

Ces résultats statistiques nous conduisent à cette conclusion : que 36 communes à sous-sol calcaire et magnésien ont fourni des goîtres ; que 29 n'en ont donné aucun ; encore faut-il ajouter que dans vingt et une communes de la première catégorie, le nombre des goîtreux n'a pas atteint 2 pour cent.

En présence de résultats aussi variés, on ne peut pas faire jouer un rôle bien actif à la magnésie.

Nous démontrerons, plus loin, que les villages de la zone moyenne du bassin de l'Allier, qui sont situés dans les vallées occidentales de la Limagne ou sur les collines de la plaine et qui sont soumises à l'action directe des vents d'ouest venant des monts Dômes, fournissent, quelle que soit la nature de leur sous-sol, un grand nombre de goîtreux ; tandis que les communes qui correspondent à la zone septentrionale et sont parcourues par des courants atmosphériques ayant passé sur des montagnes moins élevées, présentent peu de goîtreux, quoique leur sol soit composé de calcaire marneux magnésien. Ainsi, dans les vallées occidentales de la zone inférieure, les goîtreux ont manqué ; ils sont très-peu nombreux dans la plaine.

Ces citations suffisent pour démontrer que les terrains magnésifères jouent un rôle bien effacé, si on compare leur action à celle des courants atmosphériques venant des montagnes, et à celle des conditions hygiéniques mauvaises, au milieu desquelles vit une partie de notre population.

De la fréquence du goître dans les communes dont le chef-lieu est bâti sur la lave moderne.

Sur treize villages placés dans les conditions que nous venons de dire, le reste des habitations de la commune étant construit sur le terrain cristallisé ou l'argile, 6 étaient exempts de goîtres, 7 en avaient ; sur ce dernier nombre :

2 en avaient moins de 2 pour cent conscrits.
2 en ont fourni 2 à 3 —
1 — 4 à 5 —

1 en a fourni 7 à 8 pour cent conscrits. (Durtol.)
1 — 9 à 10 — (Royat.)

Les communes dans lesquelles le goître est le plus commun sont celles dont les maisons sont bâties au fond des vallées humides ou dans des vallons qui étaient autrefois boisés. La présence du calcaire magnésien, dans quelques villages, n'a pas augmenté la proportion des goîtres : 3 communes se trouvent dans ce cas. Le maximum des engorgements thyroïdiens a été, chez leurs habitants, de 3 à 4 pour cent.

De la fréquence du goître dans les communes dont le chef-lieu est sur les terrains volcaniques anciens.

Sept de ces communes ne présentaient pas de goîtres; sept en comptaient un nombre variable, mais qui n'a pas dépassé 3 pour cent.

Dans les localités où l'on a trouvé, en plus, des argiles et des calcaires magnésiens, 16 n'offraient aucun goître, 11 en avaient dans les proportions suivantes:

3 en présentaient moins de 1 pour cent conscrits.
3 en présentaient de 1 à 2 —
1 — de 3 à 4 —
3 — de 4 à 5 —
1 — de 5 à 6 —

De la fréquence du goître dans les communes dont le chef-lieu est sur les alluvions.

Avant d'indiquer des chiffres, nous devons faire remarquer que dans ces communes les sources cheminent parfois entre les alluvions et les calcaires marneux magnésiens, et que les puits sont souvent creusés dans ces derniers terrains.

Sur trente-deux communes dont les villages principaux étaient sur les alluvions, 20 ne présentaient aucun goîtreux, 22 en avaient une certaine quantité.

6 en avaient moins de 1 pour cent conscrits.
9 en comptaient 1 à 2 —
2 — 2 à 3 —
4 — 3 à 4 —
1 — 4 à 5 —

De la fréquence du goître dans les communes dont le chef-lieu est sur des terrains cristallisés, des porphyres, des houilles ou des lignites.

1° Sur 120 communes dont le chef-lieu et les autres villages étaient sur les terrains cristallisés ou les porphyres, 66 n'avaient pas de goîtres, 54 en ont fourni des nombres variables qui sont indiqués dans le tableau suivant :

Dans 26 communes on trouvait moins de 1 goîtreux pour cent conscrits.

Dans 16 on observait de 1 à 2 goîtreux pour cent conscrits.

Dans 7	—	2 à 3	—	
Dans 2	—	3 à 4	—	
Dans 2	—	4 à 5	—	
Dans 1	—	7 à 8	—	(La Chapelle.)

Nous allons donner quelques détails sur deux des dernières communes inscrites dans ce tableau :

La Chapelle-sur-Usson est sur des pentes granitiques qui aboutissent à la rive droite de l'Allier. Ce village est soumis à l'action d'un grand courant atmosphérique qui, parti des monts Dores, passe à Rentières, Saint-Hérent, Madriat, pour aboutir à la Chapelle. Plus loin il devient plus faible, mais il laisse néanmoins des traces de son passage dans les cantons de Saint-Germain-l'Herm, d'Arlanc et de Viverols.

Saint-Flour est sur le trajet d'un autre courant qui vient des monts Dômes, et fait sentir ses effets dans les communes du Crest, d'Orcet, du Cendre, de Mirefleurs, de Montmorin et de Sauviat. Au-delà de ce dernier village, son intensité diminue notablement.

Dans les communes où les terrains volcaniques et les argiles viennent s'ajouter aux terrains cristallisés, les proportions des goîtreux sont à peu près les mêmes :

46 communes n'ont pas de goîtres, 33 en possèdent un certain nombre.

15 communes en ont présenté moins de 1 pour cent conscrits.

10 communes en ont fourni			1 à 2	—	—
4	—	—	2 à 3	—	—
3	—	—	3 à 4	—	—
1	—	—	5 à 6	—	—

Sauviat, qui est la commune où l'on trouve le plus de goîtreux, est au sommet d'un monticule granitique, sur le trajet d'un courant dont nous avons parlé ; ce village est sur la rive droite de la Dore, dans une gorge profonde.

Les terrains houillers, dans lesquels on trouve souvent des quantités notables de sulfure de fer, n'ont pas paru exercer une action goîtrigène prononcée. Sur dix-huit communes dont le sous-sol est en partie formé par le terrain houiller, quatre nous ont offert de 0,30 à 2 goîtreux pour cent conscrits.

Les chefs-lieux de deux communes sont complètement établis sur le terrain houiller. L'un d'eux, Auzat-sur-Allier, situé sur la rive droite de l'Allier, n'a point de goîtreux ; l'autre, Brassac, bâti sur la rive gauche de la même rivière, a donné moins de un pour cent de goîtreux.

Une partie de la ville de Menat est construite sur des couches de lignite, entre les assises duquel on rencontre une assez grande quantité de boules formées de fer quadrisulfuré prismatique et des squelettes de poissons entourés du même fer quadrisulfuré. (H. Lecoq.)

Ce sulfure de fer se décompose au contact de l'air avec une assez grande rapidité.

La quantité des goîtreux, à Menat, est de 1,14 sur cent conscrits examinés.

Les faits que nous venons de citer, peu nombreux il est vrai, viennent s'ajouter à ceux qui ont été rappelés précédemment, pour prouver que la théorie de M. Saint-Lager, qui attribue le goître au sulfure de fer, n'est pas exacte.

En somme, le goître, dans notre département, se montre dans une foule d'endroits où le sulfure de fer manque ; il n'existe qu'en très-petite proportion sur les terrains houillers ou le lignite, dans lesquels le sulfure de fer existe en notable quantité.

Fréquence du goître dans les communes dont le chef-lieu est sur l'argile.

Les communes situées sur l'argile ne donnent pas des proportions de goîtres bien considérables. Sur 25 communes, 14 n'avaient point de goîtreux.

1° Les proportions des goîtreux sur cent conscrits sont les suivantes :

5 communes offraient moins de 1 goîtreux pour cent.

1 commune en présentait 1 à 2 pour cent.

2 communes en présentaient 2 à 3 pour cent.

2 — — 3 à 6 —

1 commune en présentait 5 à 6 pour cent.

Cette dernière commune est celle de Madriat; elle est sur le trajet du courant atmosphérique qui vient des monts Dores et passe à la Chapelle-sur-Usson.

2° Les goîtres ne sont pas plus nombreux dans les localités où le calcaire marneux magnésien est superposé aux argiles.

Voici les chiffres que donne notre statistique :

Sur 26 communes, 16 n'ont pas présenté des goîtres; 10 en ont offert :

5 en avaient moins de 2 pour cent conscrits.

2 en avaient 2 à 3 —

1 — 3 à 4 —

2 — 7 à 8 — (Nohanent, Sayat.)

Nohanent est habité par des vignerons et des blanchisseuses; ses maisons sont, en partie sur la lave, en partie sur l'argile et le calcaire; il est alimenté par un ruisseau d'eau sous-lavique très-froide;

Sayat est dans une vallée étroite, arrosée par un ruisseau qui fait cascade sur des pentes rapides; les parties inférieures de la vallée sont boisées.

En résumé, les groupes d'habitations bâtis sur la pépérite calcaire et sur les calcaires marneux, dans la zone du milieu du bassin de l'Allier, ont fourni un grand nombre d'engorgements thyroïdiens; mais ces villages sont précisément ceux qui sont fortement frappés par les courants atmosphériques qui descendent des monts Dômes.

Dans la zone septentrionale, les villages établis dans les vallées occidentales n'ont offert aucun goîtreux quoique leur sous-sol soit composé de calcaires magnésiens.

La fréquence des goîtres est assez grande dans les villages qui sont construits sur la lave volcanique, mais ceux où on en trouve davantage sont dans des vallées profondes, boisées et humides, ou dans des vallées plus superficielles mais qui ont été boisées autrefois.

Il est difficile d'apprécier l'influence isolée des alluvions, car, dans beaucoup de communes, les eaux de source cheminent entre les alluvions et les calcaires ; beaucoup de puits sont creusés dans ces derniers terrains.

Les roches cristallisées qui forment les plateaux montagneux fournissent peu de goîtres, mais on retrouve cette maladie au fond des vallées ou sur le trajet des courants atmosphériques descendant des monts Dores ou des monts Dômes.

Il nous a été impossible de visiter Saint-Remy-de-Blot et Saint-Martin-de-Tours.

Dans les communes où dominent les basaltes, les trachytes, les terrains houillers ou les argiles, on trouve alternativement des villages à goître et d'autres qui n'en ont pas.

Nous le répétons, le goître s'est montré et a manqué, dans les communes du département du Puy-de-Dôme, sur toutes espèces de terrains.

Le tableau suivant servira à compléter les renseignements que nous venons de donner.

Tableau indiquant la proportion des goîtres dans le département du Puy-de-Dôme.

NATURE DES TERRAINS.		PROPORTION DES GOITRES pour 100 conscrits.									
Chef-lieu de la commune.	Territoire de la commune.	0 à 1	1 à 2	2 à 4	4 à 6	6 à 8	8 à 10	10 à 12	19 à 20	avec goîtres	sans goîtres
Ter. crist. (1) porph.	Ter. crist., porph. all.	26	16	9	2	1	0	0	0	54	66
Ter. crist. porph.	Ter. crist. porph. ter. vol. arg.	15	10	7	1	0	0	0	0	33	46
Ter. crist. porph.	Ter. crist. porph. ter. houil.	3	1	0	0	0	0	0	0	4	14
Ter. houil. lig.	Ter. crist. porph. ter. houil. lig.	1	1	0	0	0	0	0	0	2	1
Ter. vol. anc.	Ter. vol. ter. crist.	5	1	1	0	0	0	0	0	7	7
Ter. vol. anc.	Ter. vol. anc. arg. cal. m. mag.	3	3	1	4	0	0	0	0	11	16
Ter. vol. mod.	Ter. vol. mod. ter. crist. arg.	1	1	2	1	1	1	0	0	7	6
Ter. vol. mod.	Ter. vol. mod. ter. crist. argil. cal. m. mag.	0	1	2	0	0	0	0	0	3	1
Argile.	Argile ter. crist. ter. vol.	5	1	4	1	0	0	0	0	11	14
Argile.	Arg. ter. crist. ter. vol. cal. m. mag.	2	3	3	0	2	0	0	0	10	16
Pépérite.	Pépér. bas. cal. m. mag. all.	1	0	4	3	0	0	2	1	11	1
Cal. m. mag. pépér.	Cal. m. mag. pépér. alluv.	5	7	1	1	0	0	1	0	15	13
Cal. m. mag. pépér.	Cal. m. mag. ter. crist. ter. vol.	4	5	2	4	4	1	1	0	21	16
All. anc. ou mod.	Alluv. anc. mod. avec terrains divers.	6	9	6	1	0	0	0	0	22	20
	Totaux.........	77	59	42	18	8	2	4	1	211	237
	Nombre des communes (2)...	..	..	..	..	..	..	..	..	448	

(1) Nous comprenons sous cette dénomination les gneiss, les micaschistes et les granites.

(2) Clermont compte pour quatre communes, Riom pour deux.

ORIGINES ET ACTION DES EAUX POTABLES DU PUY-DE-DOME.

Les eaux potables qui servent aux usages domestiques des communes du Puy-de-Dôme, viennent de terrains très-variés. Nous allons étudier rapidement leurs origines principales et déterminer si les sels et les matières organiques qu'elles tiennent en dissolution, contribuent au développement des engorgements thyroïdiens.

Sources des terrains cristallisés.

Dans les localités où le sous-sol est formé par des terrains cristallisés ou des porphyres, les eaux pluviales, après avoir traversé la couche de terre végétale, filtrent à travers les sables plus ou moins argileux qui sont sous-jacents et au-dessous desquels elles rencontrent les fentes placées entre les assises des terrains primitifs ou plutoniques. Elles cheminent dans ces fentes, en suivant les pentes des terrains, et vont alimenter, à des distances plus ou moins grandes, des sources des puits ou des citernes. Quand eur trajet est profond, ces eaux sont fraîches, limpides et de bonne qualité; quand il est superficiel, elles deviennent louches aux époques des pluies; leur température varie suivant les saisons.

Ce sont des eaux de ce genre qui sont employées par les habitants des communes de la Chapelle-sur-Usson, de Saint-Flour, de Sauviat et de Saint-Remy-de-Blot, où les goîtres sont fréquents. Ce sont aussi des eaux de même provenance et de même espèce que boivent les habitants des communes de La Celle, de Saint-Avit, d'Estandeuil, de Mauzun, de Cisternes-la-Forêt, de Charbonnières-les-Varennes et de bien d'autres communes des bassins de la Sioule et de la Dore, dans lesquelles les engorgements thyroïdiens manquent complètement.

Sources des terrains argileux.

Les eaux potables qui sortent des terrains argileux diffèrent peu de celles dont nous venons de parler ; elles sont souvent un peu plus louches.

Dans la commune de Montmorin, où les habitants utilisent

des eaux argileuses, les goîtres sont nombreux; à Vichel, où les eaux sont de même provenance, on ne trouve aucun goîtreux.

Madriat est sur les argiles; on y compte un assez grand nombre d'engorgements thyroïdiens; ces engorgements ne sont pas signalés dans les communes de Glaine-Montaigut, de Combronde et de Boudes, qui sont également sur les terrains argileux.

Sources des terrains calcaires et magnésiens.

Ces terrains sont composés, dans la bassin de l'Allier, d'assises puissantes de calcaire marneux qui alternent avec des bancs peu épais de calcaire compacte ou de calcaire siliceux.

Ces terrains ont été abandonnés par les sources minérales nombreuses et abondantes qui déversaient leurs eaux dans le lac de la Limagne (1). Les sels de soude et de potasse, dissous dans ces liquides, ont été entraînés dans la mer par les ruisseaux et les rivières, pendant que les carbonates, les phosphates et les silicates de chaux, de magnésie et de fer, privés de leurs dissolvants naturels, la soude et l'acide carbonique, se sont déposés sur les argiles et les arkoses qui remplissaient déjà le fond du lac et affleurent le long de ses bords.

On peut, sans doute, supposer que les eaux qui s'infiltrent le long des bords de la Limagne, entre les diverses couches des terrains tertiaires, pour aller former les nappes qui alimentent un grand nombre de puits et de fontaines de la plaine, ont pu dissoudre une certaine quantité de matières organiques qu'elles ont rencontrées dans les terres arables qui recouvrent les endroits où elles pénètrent; mais on peut aussi soutenir qu'elles ont emprunté ces matières, au moins en partie, aux calcaires au milieu desquels elles cheminent.

Quoi qu'il en soit, ces sources calcaires servent aux usages domestiques d'un grand nombre de communes, parmi lesquelles les unes, comme Plauzat, Authezat, Bouzel, Saint-Agoulin, Artonne, Chaptuzat, Montpensier, Saint-Genès-du-Retz, Effiat, Vensat, etc., ne fournissent aucun goîtreux; pendant que

(1) Voir nos *Etudes sur les eaux minérales de l'Auvergne et du Bourbonnais*, dans les *Annales de l'Auvergne*, an. 1849, page 177 et suivantes, tome 22. Thibaud-Landriot frères, Clermont-Ferrand.

Orcet, Le Cendre, Cournon, La Roche-Blanche, Cebazat, Pérignat-ès-Allier, en présentent une notable quantité.

Les villages bâtis sur la pépérite emploient des eaux de même espèce; car presque tous les puits, dans ces villages, sont creusés dans le calcaire, ou dans la pépérite calcarifère-magnésienne.

Nous avons déjà dit que, dans la plupart des villages bâtis sur ces pépérites, on trouve beaucoup de goîtreux.

Sources des terrains d'alluvion.

Les sources des villages qui sont établis sur les alluvions plus ou moins anciennes, cheminent entre ces alluvions et les calcaires marneux magnésiens qui leur sont sous-jacents.

La commune des Martres-d'Artières fait usage d'eaux de cette espèce; elle compte beaucoup de goîtreux. Dans d'autres villages, bâtis sur des alluvions semblables ou plus modernes, les goîtreux manquent ou sont très-peu nombreux.

Sources sous-laviques.

Les pluies et les neiges qui tombent sur les montagnes volcaniques modernes et anciennes traversent l'humus qui les recouvre, les pouzzolanes, les scories et les domites qui leur servent de filtres et s'engagent ensuite entre les coulées de laves modernes, qui leur forment des toits protecteurs, et les granites qui sont au fond des vallées. Le long du bord de la Limagne, quelques-uns de ces ruisseaux souterrains arrivent jusque sur les argiles, les arkoses et les calcaires.

Dans les endroits où les coulées de lave présentent des brisures ou s'arrêtent, on voit jaillir des sources fraîches et limpides qui sont tellement abondantes, dans certains endroits, qu'elles donnent naissance à de véritables ruisseaux qui mettent en mouvement les roues à coupes des usines et des moulins, et arrosent de belles prairies. Elles fournissent, en outre, des eaux potables aux centres de population les plus voisins. Parmi les villages qui reçoivent des eaux de ce genre et présentent des goîtres nombreux, nous citerons Chamalières, Mozat, Marsat, Nohanent et Volvic.

Par contre, les habitants de Neschers, d'Allagnat-Ceyssat, de

Nébouzat et de Mazaye, qui boivent des eaux semblables, ne sont pas goîtreux.

Les sources qui s'échappent au-dessus et au-dessous de la grotte de Royat, se rendent à Clermont, qui a fait un usage exclusif de leurs eaux jusqu'en 1876.

Royat, au contraire, et de temps immémorial, a été alimenté par la petite rivière qui descend de Fontanas, et qu'on nomme la Tiretaine.

Arrivées à 500 mètres au-dessus de ce village, au lieu dit la Planche-Basse, les eaux de la Tiretaine s'engageaient, en partie, dans un aqueduc qui les conduisait dans les tuyaux des fontaines. C'est seulement en 1872 que cet état de choses a été modifié.

Pétrequin était bien mal renseigné quand il a écrit les phrases suivantes : « Royat s'abreuve à des fontaines de même nature que les eaux de Clermont, sortant, comme elles, des flancs volcaniques de la montagne de Gravenoire. » Plus loin il ajoute : « Je voudrais qu'aujourd'hui, à l'approvisionnement actuel, on ajoutât une portion des eaux de Fontanas : dans cette localité, qui est sur la rive opposée à Royat, non loin du puy de Dôme, on voit sourdre une multitude de sources. Elles m'ont paru avoir les qualités d'une bonne eau potable. Dans le village (de Fontanas) il n'y a pas de goîtres : je n'en ai pas découvert un seul exemple chez les femmes et les filles qu'il m'a été donné de voir réunies sur la route (1). »

En réalité, Royat, à l'époque où il se servait des eaux de la Tiretaine, comptait 9,30 goîtreux pour cent conscrits et Fontanas, à la même époque, nous a présenté quelques femmes atteintes d'engorgements thyroïdiens, quoique ce village soit situé dans la région montagneuse.

ACTION DES SUBSTANCES DISSOUTES DANS LES EAUX POTABLES DU PUY-DE-DOME.

De nombreuses analyses d'eaux potables, sortant de terrains dont la composition géologique était très-variée, ont été faites par M. Finot. Elles ne sont pas favorables à la doctrine des auteurs qui font jouer un rôle important, exclusif, à quelques-unes des substances dissoutes dans ces liquides. Nous allons étudier successivement l'influence de ces diverses substances.

(1) Pétrequin, *loc. cit.* Voir page 33 de notre *Traité du Goître*.

Insuffisance de l'aération de l'eau.

M. Boussingault, cité par Pétrequin, fait dépendre la production du goître de l'insuffisance de la quantité d'oxygène dissoute dans les eaux potables.

Nous avons déjà fait remarquer, dans un autre ouvrage, que sur les plateaux montagneux élevés où la pression atmosphérique est moins forte et où la quantité d'oxygène dissoute dans les eaux est moins grande que dans les vallées inférieures, le goître est très-rare ou manque complètement.

Parmi les communes privilégiées, nous citerons celles de Châtillon, d'Onion, de Combloux, d'Albanne, de Mont-Rond, de Bessans, de Bonneval et des Chapelles, qui appartiennent aux départements de la Savoie (1).

Les engorgements thyroïdiens chroniques sont au contraire fréquents dans les parties basses des vallées profondes.

Des renseignements non moins décisifs nous sont fournis par les analyses de M. Finot; ils sont résumés dans le tableau suivant :

VILLAGES dans lesquels le goître est fréquent.	PROPORTION des goîtres p. 100.	QUANTITÉ d'oxygène dissoute dans un litre d'eau.	VILLAGES dans lesquels le goître manque.	QUANTITÉ d'oxygène dissoute dans un litre d'eau.
		cc.		cc.
Mozat	11.53	8.66	Dallet	7.20
Beauregard-l'Evêque	10.06	8.00	Plauzat	7.20
Vertaizon	11.65	8.00	Saint-Avit	6.00
Chamalières	10.78	8.00	Estandeuil	5.20
Royat	9.30	7.10	Bouzel	3.50
Sauviat	5.12	6.40	Mauzun	3.20
St-Bonnet-près-Chauriat	19.04	6.00	Le Broc	2.60
Saint-Flour	4.66	3.60	Charbonnières-les-V[nes]	1.60

Ces chiffres démontrent que, dans les localités où le goître n'existe pas, la quantité d'oxygène dissoute dans un litre d'eau potable a varié entre 7^{cc}20 et 1^{cc}60; tandis que, dans les communes où cette maladie est fréquente, la quantité d'oxygène s'est maintenue entre 8^{cc}66 et 3^{cc}60 par litre d'eau.

Ces résultats ne sont pas favorables à l'opinion de M. Boussingault.

(1) Voir le Rapport de la Commission savoisienne.

Action de l'acide carbonique.

Cet acide sert de dissolvant à la chaux et à la magnésie. Peut-il jouer un rôle actif dans la production du goître ? Nous ne le croyons pas. En effet, si ce gaz est dissout en proportion notable dans les eaux de Saint-Bonnet-près-Chauriat, de Vertaizon et des Martres-d'Artières, où les goîtres sont communs, il existe en très-petite quantité dans les sources et les fontaines de Sauviat, du Crest, de Chamalières, de Mezel, de Nohanent, de Royat et de Beauregard-l'Evêque (1 à 6 centilitres), qui fournissent de nombreuses maladies de ce genre.

A Vichel, à Plauzat et à Bouzel, où l'eau contient de 20 à 50 centilitres d'acide carbonique, point de goîtreux.

L'eau qui tient en dissolution peu ou pas d'acide carbonique peut-elle engendrer le goître? C'est là une deuxième question qu'il convient également de résoudre.

Paris a été pendant bien des siècles alimenté par les eaux de la Seine, qui renferment seulement $0^{l}.0130$ à $0^{l}.0140$ d'acide carbonique. Le nombre des goîtreux dans le département de la Seine est de 1 sur 1757 conscrits.

Dans la Seine-Inférieure, les engorgements thyroïdiens sont moitié moins nombreux et le maximum de l'acide carbonique, dans l'eau de la Loire, à Nantes, est de 0,0058 (1).

Dans le département du Puy-de-Dôme, à Saint-Avit, La Celle, Cisternes-la-Forêt et Charbonnières-les-Varennes, où les goîtres manquent, la quantité d'acide carbonique dissoute dans l'eau, varie entre $0^{l}.020$ et $0^{l}085$; à Saint-Bonnet-près-Chauriat, où les engorgements thyroïdiens sont nombreux, la quantité du même gaz est de $0^{l}.750$; à Vertaizon, elle s'élève à $0^{l}.236$.

Evidemment, l'acide carbonique est étranger à la production du goître.

(1) Voir *Annuaire des eaux de France*, Paris, 1851, pour les eaux de la Seine, page 64, analyse de Boutron et O. Henry ; pour celles de la Seine-Inférieure, page 152, analyse de Bobière et Moride.

Action de la chaux.

Nous ne reviendrons pas sur les faits que nous avons précédemment exposés ; nous nous bornerons ici à résumer les résultats des analyses de M. Finot.

Les eaux de 14 villages, dans lesquels on trouve un certain nombre de goîtreux, ont été analysées ; dans neuf de ces villages, la quantité de chaux a varié entre 0 gr. 0101 et 0 gr. 0315 ; dans cinq autres, cette quantité a oscillé entre 0 gr. 0897 et 0 gr. 3479.

Les chefs-lieux de communes, également au nombre de 14, qui n'ont fourni aucun goîtreux, sont alimentés par des eaux potables qui contiennent, dans quatre d'entre eux : chaux, 0,0024 à 0,0210 ; dans dix : chaux, 0,0601 à 0,2630.

La chaux ne joue évidemment aucun rôle important.

Action de la Magnésie.

L'action goîtrigène de la magnésie ayant été acceptée comme vraie pendant un grand nombre d'années, nous allons indiquer, aussi complètement que possible, les arguments négatifs qui nous ont été fournis par les analyses de M. Finot.

COMMUNES AVEC GOITRES.	NOMBRE des goîtres pour 100.	QUANTITÉ de magnésie par litre d'eau.	COMMUNES SANS GOITRES.	QUANTITÉ de magnésie par litre d'eau.
		grammes		grammes
Thiers	3.87	0.0018	Lacelle	0.0009
Saint-Flour	4.66	0.0036	Cisternes-la-Forêt	0.0030
Royat	9.30	0.0035	Charbonnières-les-V nes	0.0045
Sauviat	5.12	0.0047	St-Pierre-Roche	0.0045
Sayat	7.60	0.0060	Estandeuil	0.0054
Chamalières	10.78	0.0080	Saint-Avit	0.0072
Ceyrat	4.14	0.0083	Artonne	0.0097
Mozat	11.53	0.0107	Bouzel	0.0157
Le Crest	4.08	0.0118	Mauzun	0.0209
Nohanent	7.80	0.0152	Vichel	0.0226
Vertaizon (fontaine de l'Horloge)	11.65	0.0245	Plauzat	0.0417
Martres-d'Artières	6.59	0.0281	Effiat	0.0464
Beauregard-l'Evêque (1)	10.06	0.0310	Le Broc	0.0698
Montmorin	4.95	0.0465	Dallet	0.0711
St-Bonnet-près-Chauriat	19.04	0.0542	Vassel	0.0820
Vertaizon (fontaine de l'Hôpital)	11.65	0.0990		

(1) On boit très-peu de l'eau de la fontaine de Lamotte, qui contient 0.0800 de magnésie.

Les chiffres contenus dans ce tableau prouvent :

1° Que la proportion des goîtreux n'est pas en rapport avec la quantité de magnésie contenue dans les eaux potables; 2° que les goîtres peuvent manquer là où cette substance arrive à 0 gr. 0820 par litre d'eau ; 3° qu'ils peuvent exister dans des localités où l'oxyde de magnésium est réduit à 0 gr. 0018.

Les analyses des eaux de notre département démontrent, ce nous semble, que l'opinion de M. Grange n'est pas exacte.

Influence de l'iode.

Nous allons, dans les lignes suivantes, résumer les renseignements négatifs qui nous ont été fournis par les analyses de M. Finot.

1° Fontaines, puits ou citernes, dont les eaux viennent des terrains cristallisés et ne contiennent pas d'iode :

A Sauviat, proportion des goîtreux : 5,12 pour cent conscrits.

A Saint-Avit, point de goîtreux.

A La Celle, point de goîtreux.

A Estandeuil, point de goîtreux.

2° Sources sortant des argiles au-dessous des basaltes, également privées d'iode :

A Montmorin, proportion des goîtreux : 4,95 pour cent.

A Vichel, point de goîtreux.

A Saint-Pierre-Roche, point de goîtreux.

3° Sources sortant de dessous les laves modernes, pas plus iodées que les précédentes :

A Chamalières, proportion des goîtres : 10,78 pour cent.

A Sayat, proportion des goîtres : 7,60 pour cent.

A Clermont, proportion des goîtres : 2 à 2,73 pour cent.

A Saint-Saturnin, point de goîtres.

4° Sources sortant des calcaires ou des pépérites, également sans iode :

A Saint-Bonnet-près-Chauriat, proportion des goîtreux : 19,04 pour cent.

A Beauregard-l'Évêque, proportion des goîtreux : 10,06 pour cent.

A Vertaizon, proportion des goîtreux : 11,65 pour cent.

A Plauzat, point de goîtres.

A Dallet, point de goîtres.

5° Sources sortant de dessous les alluvions anciennes. L'iode n'est pas signalé dans ces sources non plus que dans les précédentes : Aux Martres-d'Artières, proportion des goîtres : 6,59 pour cent.

6° Fontaines alimentées, jusqu'en 1872, par le ruisseau de Fontanas : A Royat, proportion exacte des goîtres : 9,30 pour cent.

Les sources minérales si abondantes de Royat, celles de Saint-Mart, de César et de Saint-Victor, renferment des indices d'iode (LEFORT) ; leurs eaux se déversent dans la petite rivière de Tiretaine, qui fait mouvoir les roues à coupes des moulins de Chamalières ; néanmoins cette commune fournit 10,78 goîtreux pour cent conscrits.

Ces mêmes eaux de la Tiretaine (1) arrosent les grands jardins maraîchers placés entre Chamalières et Clermont ; les Clermontois mangent les légumes cueillis dans ces jardins, et cependant le nombre des goîtreux varie dans la ville même entre 2 et 2,73 pour cent.

L'histoire du goître aigu va encore nous fournir de nouvelles et importantes objections.

En effet, si l'absence de l'iode était une cause déterminante d'engorgement thyroïdien, on observerait cette maladie à toutes les époques de l'année. Il n'en est point ainsi ; cette affection se montre particulièrement pendant les années exceptionnellement chaudes, dans les villes voisines des montagnes, chez les étrangers qui les ont habitées pendant un certain nombre de mois. La maladie apparaît brusquement à la suite d'un refroidissement ayant agi sur le cou pendant que le corps était en sueur. C'est dans les communes placées sous le vent d'ouest venant des monts Dômes que prédominent les engorgements aigus et chroniques du corps thyroïde.

Au collége, au séminaire, les goîtres aigus deviennent nombreux ; Lavort et M. Dourif font fermer les robinets d'eau froide, où les élèves allaient se désaltérer pendant qu'ils étaient en sueur : ces maladies cessent de se produire.

(1) On trouve en outre autour et dans la ville de Clermont les sources minérales, très-légèrement iodées, des Roches, des Salins, de Jaude, de Sainte-Claire, de Saint-Alyre, etc.

Comment expliquer encore, en s'appuyant uniquement sur les idées de M. Chatin, la diminution des goîtres qui a été remarquée à Guatemala lorsque les habitants de ce pays ont adopté l'usage de la cravate? (BOUILLAUD et RATIER.)

Ces réserves faites, nous admettons très-volontiers que là où les conditions hygiéniques goîtrigènes ne sont pas par trop prononcées, l'usage habituel des eaux potables iodées peut empêcher les goîtres sporadiques de se produire ; mais nous tenons à affirmer que les eaux privées d'iode ne déterminent pas nécessairement des goîtres aigus, chroniques et héréditaires.

De l'influence des matières organiques dissoutes dans les eaux potables.

Les critiques des commentateurs ayant obligé les partisans des causes spécifiques à abandonner le terrain des matières inorganiques, ils se sont rejetés sur les matières organisées.

Examinons si les analyses de M. Finot, si les renseignements empruntés à la géologie seront favorables aux hypothèses des partisans des causes spécifiques.

Les matières organiques agissent-elles par la quantité, agissent-elles par la qualité ?

Si l'on attribue le goître à l'abondance des matières organiques dissoutes dans l'eau potable, nous répondrons que dans l'eau des grandes rivières : la Loire, la Seine, la Marne, ces matières existent en notable quantité et cependant les populations qui les boivent ne sont pas goîtreuses.

Citons des faits plus précis : A Sauviat, où le nombre des goîtreux est de 5,12 pour cent, la quantité de matière organique par litre est, il est vrai, de 0 gr. 0304, mais cette quantité est seulement de 0 gr. 0072 à 0 gr. 0096 dans les communes de Royat, de Nohanent et de Sayat, où les engorgements thyroïdiens sont bien plus fréquents. A Vertaizon, où les goîtres sont nombreux, il n'y a pas de matière organique dans l'eau potable. (FINOT.)

D'autre part, la quantité de ces matières s'élève dans les eaux de Mauzun à 0 gr. 0624 et cette commune ne fournit aucun goîtreux.

Si l'on suppose que c'est par sa qualité que cette matière agit, voici les objections que nous aurons à présenter : Les eaux pluviales qui s'infiltrent dans le sol pour devenir l'origine des sources et des fontaines, arrosent des cultures et traversent des terrains très-divers dans les régions montagneuses et dans la Limagne ; elles doivent évidemment entraîner des principes organiques différents !

Et cependant, quelle que soit leur origine, elles produisent le goître dans certaines localités ; elles ne le produisent pas dans d'autres.

Les eaux potables dans les communes où le goître est fréquent peuvent provenir : 1° d'un ruisseau qui reçoit les égouts des prairies (Royat avant 1872); 2° d'une source sortant de dessous la lave (Chamalières, Sayat, Nohanent, Marsat, Mozat, etc.) ; 3° de nappes d'eau venant des terrains calcaires (Cournon, Mezel, Saint-Bonnet-près-Chauriat, Beauregard-l'Évêque) ; de puits creusés dans les mêmes terrains (mêmes communes) ; 4° de sources, de puits ou de réservoirs alimentés par des eaux venant des terrains cristallisés ou de sables qui les recouvrent (Saint-Remy-de-Blot, Saint-Flour, La Chapelle-sur-Usson) ; 5° d'eaux venant des mêmes terrains mais auxquelles s'ajoutent des eaux ménagères (Sauviat) ; 6° de réservoirs ou fontaines recevant des infiltrations ou qui ont leur origine dans les argiles (Madriat, Montmorin); 7° d'eaux pluviales ayant traversé le sol arable et les alluvions anciennes (Martres-d'Artières).

D'autre part, on voit de nombreuses communes qui ne fournissent aucun goîtreux et qui sont alimentées par des sources d'origines très-différentes et qui ont traversé des terrains tout aussi variés.

Nous citerons parmi ces communes : Compains, Nébouzat et Mazaye, dont les eaux sortent de dessous la lave ; Bouzel, Vassel, Artonne et Chaptuzat, où les sources naissent des calcaires ; Estandeuil, Saint-Avit, La Celle, Cisternes-la-Forêt, où elles viennent des terrains cristallisés ; Vichel, où elles s'échappent des argiles ; Davayat, Cellule et Charnat, où elles ont filtré à travers les alluvions.

De l'action des eaux et des effluves des marais.

Avant le XIXe siècle, il existait, dans la plaine de la Limagne, plusieurs marais étendus qui étaient placés : le premier autour d'Aulnat, de Malintrat et de Lussat-Lignat ; le second entre

Riom et Ennezat; le troisième entre Thuret, Saint-Ignat et Saint-Denis. Eh bien, ces marais n'ont jamais exercé aucune action goîtrigène bien prononcée sur les habitants des communes qui les avoisinent, ainsi que le démontrent les chiffres contenus dans le tableau suivant :

NOMS DES COMMUNES.	PROPORTION des goitres pour 100.	NOMS DES COMMUNES.	PROPORTION des goitres pour 100.
Thuret	0	Malintrat	0.63
Saint-André	0.98	Lussat-Lignat	1.04
Saint-Denis	1.23	Aulnat	1.23
Saint-Ignat	1.53		

Il n'existe aucun marais dans le voisinage de Beauregard-l'Évêque, de Saint-Bonnet-près-Chauriat, de Vertaizon, de Royat, etc., et la proportion des goîtres dépasse 9 pour cent dans ces diverses communes.

Nos observations viennent, comme on le voit, à l'appui de la conclusion insérée dans le rapport de M. Baillarger et dans laquelle il est dit que « l'intoxication miasmatique comme cause essentielle de l'endémie du goître ne semble, jusqu'à nouvel ordre, pouvoir être considérée que comme une hypothèse. »

Les faits qui précèdent ont une signification tellement claire, qu'il nous semble inutile de les commenter plus longuement.

Nous terminerons ce chapitre en formulant les conclusions suivantes :

1° Rien ne prouve, d'une manière positive, que le goître soit provoqué par une cause spéciale unique ;

2° Rien ne démontre que les eaux et les terrains calcaires, magnésiens et métallifères, puissent occasionner cette maladie ;

3° L'action goîtrigène des miasmes organiques et paludéens n'est nullement justifiée ;

4° L'absence de l'iode dans les eaux potables n'est pas nécessairement une cause d'engorgement thyroïdien ;

5° Des causes multiples déterminent d'abord le goître aigu ; des influences également multiples font passer cette maladie à l'état chronique et héréditaire.

GOITRES AIGUS.

ÉTIOLOGIE : CAUSES PRÉDISPOSANTES OCCASIONNELLES, ACTION DES COURANTS ATMOSPHÉRIQUES, ETC.

L'étude attentive des engorgements thyroïdiens nous a révélé un fait vraiment singulier. Certains auteurs modernes ont tellement concentré leur attention sur le crétinisme et le goître endémique, qu'ils ont complètement oublié de tenir compte du goître aigu.

D'autres ont prononcé, il est vrai, le nom de cette maladie dans le chapitre des variétés, mais ils n'ont pas décrit isolément ses symptômes et son diagnostic; ils n'ont pas signalé d'une manière précise les circonstances qui président à son développement.

L'étiologie confuse indiquée dans ces auteurs, et qui comprend toutes les variétés du goître, ayant conduit à des résultats qui paraissaient contradictoires, on a repoussé le système des causes multiples, et l'on s'est mis à la recherche d'une cause unique, d'un empoisonnement tellurique ou miasmatique spécial.

On a prétendu successivement que l'engorgement thyroïdien était dû à l'action goîtrigène de la chaux, de la magnésie, des sulfures métalliques, d'une matière organique, d'un miasme paludéen ; au défaut d'aération de l'eau, à l'insuffisance de l'ioduration de l'eau, de l'air et des aliments.

Cette recherche d'une cause spécifique a été poursuivie avec l'ardeur que mettaient les alchimistes à découvrir la pierre philosophale, et, comme ces derniers, les chercheurs ont échoué.

L'examen raisonné de ces systèmes exclusifs ayant démontré leur inexactitude (1), nous pensons que le moment est venu d'appliquer, aux diverses espèces d'engorgements thyroïdiens, les règles qui servent à expliquer la production des engorgements aigus et chroniques dans les autres organes glanduleux et glandiformes.

Ces règles consistent à indiquer d'abord les causes de l'affec-

(1) Voir le rapport de M. Baillarger,

tion aiguë, et à signaler ensuite les influences qui la font passer à l'état chronique; établir une scission entre le goître à marche rapide et le goître à marche lente nous semble contraire aux lois générales de la pathologie.

Nous devons, en nous plaçant à ce point de vue, étudier : 1° les circonstances hygiéniques qui créent la prédisposition au goître aigu; 2° les causes occasionnelles qui provoquent son apparition; 3° les circonstances qui font que le goître aigu se transforme en goître chronique, constitutionnel, héréditaire, endémique.

Nous rencontrerons, en suivant la route que nous nous sommes tracée, des actions exagérées et des résistances individuelles extraordinaires. Nous ne chercherons point à expliquer ces anomalies, mais nous ferons remarquer que les rhumatismes, les angines, les adénites, les oreillons, les orchites et les fièvres éruptives, présentent des faits exceptionnels tout aussi bizarres; ce qui oblige, dans une foule de circonstances, le pathologiste à invoquer l'influence de l'idiosyncrasie, de la prédisposition individuelle.

Des causes prédisposantes du goître aigu.

Ces principes posés, nous allons étudier avec soin l'étiologie du goître aigu. Notre examen portera d'abord sur des jeunes gens ou des soldats qui, transportés dans un pays montagneux, sont placés dans des conditions hygiéniques nouvelles pour eux; ils sont, il est vrai, bien vêtus, bien nourris, mais ils sont réunis en trop grand nombre, pendant la nuit, dans des dortoirs où l'air qu'ils respirent, insuffisamment renouvelé, se trouve mêlé d'une quantité trop grande de calorique, de vapeur d'eau, d'acide carbonique et de miasmes organiques. Parmi les habitants de ces dortoirs, il en est qui transpirent plus facilement et plus abondamment; ceux-là deviennent, au bout d'un temps variable, quel que soit leur tempérament, plus impressionnables que les autres à l'action des influences morbifiques, et notamment à l'action des refroidissements qui peuvent déterminer, dans toutes les saisons, des rhumatismes; pendant l'hiver et le printemps, des oreillons, des orchites et des adénites cervicales; pendant les saisons chaudes, des goîtres aigus sporadiques ou épidémiques.

Les conditions fâcheuses que nous venons d'indiquer peuvent se rencontrer à des degrés divers dans les casernes, les lycées, les pensions de demoiselles, et aussi dans les chambres trop étroites où couchent les ouvriers et les journaliers pauvres.

Nous avons fait la part de la nuit, faisons celle du jour. — Des exercices militaires violents, le travail de la vigne sur des pentes rapides, l'action de monter du fumier à l'aide de la hotte, des promenades répétées, faites en plein soleil, et particulièrement sur des routes montueuses, sont suivis fréquemment de transpirations abondantes qui produisent, chez certains sujets, les mêmes effets que les sueurs nocturnes.

On nous a objecté que nous n'avions pas signalé la présence du goître parmi les demoiselles des pensions ; nous allons combler cette lacune.

Nous avons trouvé la réponse que nous avons à faire dans un discours qui a été prononcé, en 1833, par M. J.-B. Fleury, ancien chirurgien en chef de l'Hôtel-Dieu de Clermont : « Les » jeunes personnes qu'on y conduit (dans les pensions de Cler- » mont) pour y faire leur éducation, ne tardent pas à voir gros- » sir leur cou ; c'est un tribut qu'elles paient au pays, et dont » on doit les garantir en faisant bouillir l'eau qu'elles boivent, » ou en y mêlant du vin. Il serait plus rationnel de les enga- » ger à se tenir le cou chaudement ; car si, là comme ailleurs, » le goître est plus commun chez les femmes que chez les hom- » mes, elles doivent probablement ce funeste privilége à l'habi- » tude qu'elles ont, dès l'enfance, d'avoir le cou découvert.

» Si les jeunes personnes portaient des cravates ou des fourru- » res autour du cou, pendant les temps humides, elles seraient » peut-être moins exposées aux engorgements de la glande » thyroïde. »

Nous avons été plusieurs fois consulté par des jeunes personnes étrangères qui étaient atteintes du goître aigu.

Si les médecins des pensions pouvaient, sans être indiscrets, nous faire part de leurs observations, il est probable qu'ils confirmeraient les assertions de l'ancien chirurgien en chef de l'Hôtel-Dieu de Clermont.

Nous devons faire remarquer, cependant, que les demoiselles des pensions sont soumises à l'action de causes prédisposantes moins actives que celles qui agissent sur les militaires. Leurs amusements sont plus calmes et leurs promenades moins longues ; leurs têtes sont protégées par des ombrelles, et on évite de les exposer, pendant de longues heures, à l'action d'un soleil brûlant.

On peut faire valoir une partie de ces circonstances atténuantes en faveur des élèves des séminaires et des lycées.

On a encore objecté que la population civile de Clermont n'est pas signalée comme étant sujette au goître épidémique. Nous répondrons que l'on ne trouve point, habituellement, dans la partie de notre population qui vit dans les conditions ordinaires, des groupes de jeunes gens étrangers au pays, subissant l'influence de l'acclimatation, réunis en grand nombre dans des dortoirs insuffisants pendant la nuit, et forcés, pendant le jour, de faire de longues marches ou des exercices plus ou moins exagérés.

Dans la ville, les individus subissent isolément l'action des causes prédisposantes et occasionnelles, et la variété sporadique remplace la variété épidémique. La population clermontoise est si peu exempte de cette maladie que, dans le nord de la ville, on compte 2,01 goîtreux pour cent conscrits. Dans la partie sud-est, la proportion est de 2,35. La région sud-ouest, qui est sous le vent des monts Dômes, fournit 2,73 goîtreux pour cent conscrits.

La ville de Montferrand (section est), qui est abritée contre les vents d'ouest par la montagne de Chanturgue, présente des goîtres moins nombreux (1,51 sur cent).

Revenons maintenant à l'étude des effets nuisibles occasionnés par l'air trop chaud, mal renouvelé, contenant une trop grande quantité d'acide carbonique et de miasmes organiques, et aussi par les sueurs qui en sont la conséquence inévitable.

Nous avons déjà insisté sur ces faits dans la communication que nous avons faite à la section de médecine du Congrès des sociétés savantes pour l'avancement des sciences, qui s'est réunie à Clermont au mois d'août 1876.

Nous allons ajouter à ce document de nouveaux renseignements que nous avons empruntés au compte-rendu du service militaire de l'Hôtel-Dieu, pour l'année 1876, qui nous a été communiqué par M. le docteur Barberet, médecin en chef de ce service.

Pendant les mois de mai, de juin et de juillet, une épidémie de goîtres aigus a succédé à une épidémie d'oreillons et d'orchites; 116 cas de cette maladie se sont manifestés pendant cette période de trois mois; sur ce nombre, 25 des individus atteints sont entrés à l'hôpital.

« D'après les renseignements que nous avons pris, dit M. Barberet, auprès de nos collègues de la garnison, l'épidémie, précédée de quelques cas isolés, s'est ensuite déclarée subitement, dans les derniers jours du mois de mai, parmi les hommes du 16me régiment d'artillerie casernés à Clermont. Ce régiment avait, à cette époque, la moitié de ses effectifs campée sur un plateau élevé placé au pied du puy de Pariou; aucun cas de goître ne s'y est produit.

» Il eût été utile, en prévision de l'épidémie menaçante, d'opérer un changement de casernement que nous avions proposé; mais des considérations de service obligèrent à différer cette mesure. Pendant ce temps-là, l'épidémie continua de sévir dans la proportion de cinq cas par jour, jusqu'au mois de juillet, époque où l'épidémie cessa brusquement après l'évacuation des casernes. »

Nous allons maintenant ajouter au résumé des faits qui nous ont été communiqués par M. Barberet, quelques renseignements qui nous sont personnels. L'effectif du 16me d'artillerie est divisé en deux parties : la première moitié est restée à Clermont, dans une caserne où l'encombrement est manifeste; une partie des soldats couche dans des chambres mal aérées, trop chaudes et situées trop près des écuries. Le service, de même que dans la station montagneuse, est très-actif et très-fatigant. C'est au milieu de ces conditions que se développe l'épidémie de goîtres aigus. La deuxième moitié du régiment est établie, au pied des monts Dômes, dans des baraques ou des tentes, sur un plateau formé de roches volcaniques modernes, qui est à environ 900 mètres au-dessus du niveau de la mer. Ce petit camp est abrité contre les vents d'ouest par la montagne de Pariou. Les exercices du tir sont très-actifs.

Les artilleurs qui habitent ces baraques, dont les fermetures ne gênent nullement le renouvellement de l'air, et qui vivent dans une atmosphère fraîche et vivifiante, n'ont fourni aucun goîtreux.

Les observations si précises, si positives, que nous venons de citer, nous semblent démontrer jusqu'à l'évidence que le séjour dans des chambres mal aérées et trop chaudes doit être placé parmi les causes prédisposantes les plus actives du goître aigu.

Nous allons maintenant rappeler ici quelques faits que nous avons plus longuement exposés dans nos *Études sur le goître épidémique*.

En 1851, des promenades militaires répétées sont faites au milieu du jour, pendant les mois les plus chauds de l'été; elles ont précédé l'apparition de l'épidémie qui a régné à Clermont parmi les soldats du 51e régiment de ligne.

En 1860, la température de l'été a été très-élevée; le 8e de ligne a fourni 49 goîtreux pendant le mois d'août.

L'année 1862 a été exceptionnellement chaude. Les neiges de l'hiver ont été rares et peu abondantes; les pluies du printemps et de l'été ont été tellement insuffisantes que les sources, dans beaucoup de villages, ont tari, et que la sécheresse a considérablement diminué le rendement des vignes et des céréales. De nombreux goîtres se sont manifestés pendant les mois de juin et de juillet, d'août et de septembre; quelques-uns se sont montrés chez les cavaliers; le plus grand nombre parmi les fantassins. Les influences que nous venons de signaler agissent également sur tous les habitants de la Limagne.

Naturellement la population ouvrière des villes, qui est passablement nourrie et boit une assez grande quantité de vin, qui travaille ordinairement dans des ateliers couverts, est plus à l'abri des goîtres aigus que les jardiniers et les viticulteurs.

Dans les villages pauvres de la Limagne, certaines familles peu aisées séjournent la nuit dans des chambres insuffisantes, malsaines, humides, placées souvent au rez-de-chaussée, sur le sol battu; le travail extérieur se fait souvent sur des pentes fort inclinées, dans des endroits frappés par les vents qui viennent des montagnes. A ces causes s'ajoute une nourriture mauvaise ou insuffisante.

Nous allons encore emprunter au service militaire une observation qui est favorable au système que nous soutenons.

L'été et l'automne de 1868 ont été excessivement chauds; on pouvait craindre l'explosion d'une épidémie de goîtres aigus, lorsqu'un ordre arrivé de Lyon prescrit de consigner les soldats dans les casernes pendant le jour, et de faire exécuter les exercices et les promenades à six heures du matin.

Cette mesure a mis les soldats à l'abri des sueurs diurnes, et le nombre des goîtres a été insignifiant. On en a compté 10 pour un effectif de 1858 militaires (1).

Il résulte des faits que nous venons d'exposer que la prédisposition au goître aigu est provoquée :

1° Par le séjour, durant la nuit, d'un trop grand nombre de personnes dans des chambres insuffisamment aérées, où ils respirent un air chaud, humide et chargé de miasmes organiques, où ils éprouvent des sueurs abondantes qui les débilitent ;

2° Par les promenades, les exercices et les travaux qui, exécutés en plein soleil, sont suivis de transpirations et de fatigues exagérées ;

3° Nous avons démontré dans un autre ouvrage que les goîtres aigus épidémiques se montraient ordinairement pendant la durée des saisons chaudes.

Des causes occasionnelles du goître aigu.

Lorsque des individus ont été soumis, pendant un certain temps, à l'influence des causes prédisposantes, ils ont de grandes chances de contracter un engorgement thyroïdien aigu, si, pendant qu'ils sont en sueur et après avoir ôté leur col ou leur cravate, ils boivent une certaine quantité d'eau froide ; s'ils sont frappés par un courant d'air vif, ou s'ils s'exposent à l'action d'un vent froid venant des montagnes.

Le gonflement du cou peut être rapide et se montrer après un seul refroidissement ; d'autres fois il ne devient manifeste que lorsque le sujet a été soumis plusieurs fois à l'action des causes goîtrigènes.

Citons quelques faits à l'appui de cette opinion ; et d'abord parlons de l'action de l'eau froide. Pendant l'été de 1822, une épidémie de goîtres se manifesta parmi les élèves du collége de Clermont-Ferrand. Dans l'espace de quelques jours, cinquante élèves se présentèrent au médecin de cet établissement. Après

(1) Voir nos *Études sur le Goître épidémique.*

avoir étudié les conditions hygiéniques au milieu desquelles vivaient ces élèves, le docteur Lavort pensa que cette épidémie pouvait bien avoir pour cause l'usage qu'avaient contracté ces élèves d'aller boire au robinet d'une fontaine (temp. + 11° centig.), le cou tendu, la tête portée en arrière, et cela durant la récréation, c'est-à-dire pendant qu'ils se livraient à des jeux et à des exercices plus ou moins violents. Le robinet, d'après le conseil du médecin, fut fermé ; on mit à la disposition des élèves de l'eau mêlée d'une petite quantité de vinaigre et conservée dans des cruches ; le nombre des goîtres diminua sensiblement.

M. Chevalier, médecin militaire, qui ne connaissait nullement le travail de M. Lavort, a publié, en 1830, un travail sur le goître épidémique, qu'il désigne sous le nom de thyroïdite ; il émet sur les causes de cette affection des idées entièrement semblables à celles du professeur de clinique médicale de Clermont. Ses observations ont été recueillies sur des soldats qui étaient en garnison à Briançon.

MM. Gérard, Menuau, Nivet, Artigues, Dourif, Barberet, et bien d'autres médecins, sont arrivés à la même conclusion.

Nous avons fait la part du goître épidémique ; citons maintenant quelques observations de goître sporadique.

En 1842, une jeune dame, originaire du Bourbonnais, d'une constitution lymphatique, vint habiter, à Clermont, un rez-de-chaussée dont les croisées s'ouvraient sur une rue étroite et humide. Un an après, c'était au mois de juillet, pendant une longue promenade qu'elle fit dans les vallées de Royat et de Fontanas, elle but, à plusieurs reprises, de l'eau des sources de Fontanas, eau qui marque + 10° à + 11° centigrades. Le soir même elle ressentit au cou une douleur sourde qui fut suivie d'un gonflement rapide de la totalité du corps thyroïde. Le lendemain cette glande avait doublé de volume ; elle était douloureuse au toucher. La malade a été guérie en peu de temps. (Nivet.)

En 1862, année exceptionnellement chaude, le 12 septembre, le jeune F..., âgé de 16 ans, est venu nous consulter pour un goître qui le gênait depuis trois semaines. Ce jeune homme, d'un tempérament lymphatique, est faible et anémique. La tumeur formée par le corps thyroïde, qui est engorgé en entier, est molle et peu saillante ; mais le cou est très-large, sa circonférence, au niveau de la partie la plus volumineuse de la tumeur, est de 0,37 centimètres, le côté droit est un peu plus gros que le gauche.

F..., durant son travail qui est très-fatigant (il est garçon serrurier), a soif, il sue et ôte sa cravate. Il a souvent bu de très-grandes quantités d'eau froide pendant qu'il était en sueur. (Traitement par le sirop d'iodure de fer et la pommade iodurée ; guérison au bout de six semaines. — Dr Nivet.)

Pendant l'été de 1869, Mlle D..., âgée de 26 à 28 ans, d'une constitution molle, a été atteinte d'une névralgie qui a duré peu de temps. Elle ne souffrait plus que d'une dyspepsie légère, lorsque, ayant pensé que le métier de couturière entretenait son indisposition, elle accepta une place de cuisinière dans une maison dont le personnel était nombreux. La chaleur du fourneau et le travail pénible qui lui étaient imposés ne tardèrent pas à provoquer chez elle des sueurs abondantes et une soif vive. Ne pouvant résister au besoin de boire, elle avalait de grands verres d'eau fraîche qui lui faisaient *mal au gosier et à l'estomac.*

Au bout de huit jours de ce régime, elle s'aperçut que sa guimpe la gênait et que son cou était plus gros qu'il n'était d'habitude. Quinze jours après, la gêne ayant augmenté graduellement, elle vint nous trouver. Les trois lobes du corps thyroïde étaient tuméfiés ; mais le droit l'était proportionnellement plus que les autres ; il formait une saillie qui égalait la moitié d'un œuf de dinde ; la circonférence du cou mesurait 0,35 centimètres. La tumeur était indolente et un peu molle. (Sirop d'iodure de potassium, pommade iodurée.) La malade n'est pas revenue.

L'action du refroidissement, par l'eau ingérée, est également très-manifeste chez les jeunes séminaristes observés par M. Dourif.

« Le 26 juin 1863, dit ce docteur, les élèves d'un établissement important vont, au retour de la promenade, se désaltérer à la fontaine située dans la cour ; le surlendemain, l'un d'eux, le nommé V., se présente à l'infirmerie et se plaint de ne pas pouvoir boutonner sa chemise. En effet, on constate, à première vue, un tel gonflement de la glande thyroïde, que le bouton de la chemise est éloigné de sa boutonnière de trois centimètres. L'enfant va, du reste, très-bien et souffre peu de la partie engorgée. Instruit par l'expérience des années précédentes, je rassure le malade et le renvoie dans la cour après avoir fait envelopper son cou d'un collier d'ouate.

» Le lendemain, ce jeune homme revient avec cinq de ses camarades qui se plaignaient de gonflement du cou; chez quatre d'entre eux, il n'existait rien de bien notable; quant au cinquième, M. de C....., il offre un engorgement très-manifeste de la glande thyroïde, avec écartement de deux centimètres environ entre les extrémités du col de la chemise. Un collier de ouate est appliqué comme dans le cas précédent, et le malade continue de suivre les exercices de la maison. Sous l'influence de ce traitement fort simple, grâce à la température élevée qui règne en ce moment, une transpiration abondante s'établit, et trois jours après, les deux malades boutonnent aisément leurs chemises; ils sont parfaitement guéris. »

Pour éviter la reproduction de pareils accidents, on a, sur la demande de M. Dourif, arrêté l'une des fontaines de la cour, et aucun autre cas de goître ne s'est manifesté.

Voici encore un fait très-significatif qui est raconté par M. Artigues, médecin militaire :

« Behr, soldat au 58e régiment de ligne, âgé de 30 ans, d'une bonne constitution, est né à Languelsheim (Moselle).

» En novembre 1845, ce fantassin, après un séjour dans la garnison de Clermont, éprouva un gonflement de la glande thyroïde, qui guérit en quinze jours.

» De 1846 à 1847, point de goître. En novembre 1848, nouvelle atteinte; guéri en décembre, il quitte le régiment.

» Admis comme remplaçant, en 1850, il arrive, en bon état, à Besançon, au mois d'octobre 1852. Le 1er septembre 1853, son régiment fit une marche militaire dans les montagnes qui environnent la ville. Lorsque Behr rentra à la caserne, il était couvert de sueur; il quitta sa veste, prit une cruche pleine d'eau, l'éleva à la hauteur de sa bouche, et but à longs traits. Quatre ou cinq jours après, non-seulement le goître reparut, mais une glande lymphatique, placée à la partie inférieure du lobe droit de la glande thyroïde, s'engorgea considérablement.

» Dans cette observation, ajoute le docteur Artigues, l'action de l'eau, agissant, non par sa qualité, mais par sa température, est pour ainsi dire saisie au moment où elle apporte le désordre dans le système lymphatique. »

Le docteur Cros a publié, aux mois d'août et de septembre 1862, dans la *Gazette hebdomadaire de médecine et de chirurgie de Paris*, l'observation d'une jeune fille chez laquelle on pouvait, a volonté, déterminer un engorgement congestif de la glande thyroïde, en lui faisant boire quelques verres d'eau froide. Voici le fait :

Mlle R..., âgée de 15 ans, blonde et rose, présente une augmentation du volume du corps thyroïde qu'il est difficile de ne pas remarquer, mais qui n'a rien de désagréable. Cette demoiselle a les globes oculaires volumineux et saillants.

Plus tard, M. Cros revit cette malade et la trouva guérie.

Depuis cinq ou six jours, cette jeune personne, se trouvant en fête, avait bu très-peu d'eau et avait pris, en compensation, d'assez grandes quantités de vin pur. Elle dit au docteur que deux ou trois verres d'eau suffisaient pour faire grossir son petit goître à vue d'œil, et qu'elle avait souvent remarqué cela.

« Je la fis venir chez moi, ajoute M. Cros, pour mieux l'observer. Elle y est restée plusieurs jours. C'est ainsi que j'ai pu constater ce qui suit : « Premier jour : Mlle R.... prend quatre à cinq grands verres d'eau toutes les heures. A 2 heures, le goître a repris son volume habituel, c'est-à-dire qu'on aperçoit très-bien la saillie qu'il détermine à la région antérieure et inférieure du cou ; l'exophthalmie devient plus marquée. A 4 heures, le goître paraît avoir acquis plus de volume ; dans certaines positions du cou, il est très-apparent ; l'exophthalmie est très-forte, les yeux deviennent larmoyants. A 6 heures, au dîner, plusieurs verres d'eau sont avalés coup sur coup ; l'appétit est presque nul. Après le repas, le goître est plus volumineux que jamais. »

La prédisposition existant, le refroidissement du cou survenu pendant qu'il est en sueur, sous l'influence d'un courant d'air ou d'un vent d'ouest très-froid venant des monts Dômes, peut aussi déterminer l'engorgement du corps thyroïde. Nous espérons démontrer plus loin que, dans certains pays, les vents qui descendent les montagnes ont une influence goîtrigène fort étendue et bien manifeste.

Mais avant d'aborder ce nouvel ordre de faits, il convient de continuer l'étude que nous avons commencée.

Le col-cravate des militaires, doublé du collet de la tunique, a l'inconvénient de provoquer des sueurs locales exagérées et d'augmenter ainsi les effets nuisibles des courants d'air froids, lorsque les soldats, rentrés dans les chambres communes, se débarrassent de ces vêtements.

MM. Lanel et Tellier font jouer un rôle important à la pression exercée par le col-cravate et à la transpiration supprimée par un brusque refroidissement, lorsque le soldat, en sueur, met son cou à nu au retour des exercices.

Dans la note sur le goître estival épidémique que nous avons publiée dans les *Annales de l'Auvergne* de janvier 1852, page 17, nous ne nous sommes pas borné à incriminer l'action de l'eau froide, nous avons encore fait la part des courants d'air. Voici, du reste, ce que nous écrivions à cette époque :

« Après avoir visité les casernes et les chambres, après avoir interrogé les malades avec soin, et avoir étudié les circonstances au milieu desquelles cette épidémie s'est développée, nous sommes arrivé à une conclusion semblable à celle qui est contenue dans le mémoire de M. Lavort.

» Cependant, le refroidissement qui a suivi, dans beaucoup de cas, l'enlèvement du col-cravate a pu contribuer aussi à la production des engorgements thyroïdiens. Ajoutons que les militaires avaient l'habitude, en rentrant, d'ouvrir toutes grandes les portes et les croisées des chambres si elles ne l'étaient déjà. »

Nous trouvons dans le même opuscule quelques arguments qui plaident en faveur des actions multiples que nous avons indiquées :

1° Pendant l'épidémie de 1851, le 18e de ligne, qui habitait la caserne du boulevard du Séminaire, et qui faisait de fréquentes promenades au grand soleil, a présenté 54 goîtreux sur un effectif de 780 soldats.

Les artilleurs, dont les manœuvres étaient très-pénibles, ont offert 7 à 8 goîtreux sur 110 hommes. Les 388 cavaliers de la garnison qui sortaient à cheval, et qui cependant étaient dans une caserne située dans la partie nord de la ville, n'ont eu aucun cas de goître.

La compagnie hors rangs, qui n'était soumise à aucun exercice, à aucune promenade, qui était logée dans la caserne du boulevard du Séminaire, n'a offert qu'un nombre très-restreint de goîtreux.

M. le baron H. Larrey dit avoir vu assez souvent des militaires atteints d'engorgements aigus de la glande thyroïde; ces engorgements lui ont paru provenir d'une double cause. Voici, dit cet auteur, comment les choses se passent ordinairement : « C'est sur des hommes venant de la campagne, et récemment incorporés, qu'on observe cet engorgement; ces hommes, habitués jusque-là à avoir le cou nu, se trouvent astreints à avoir la tête relevée et le cou comprimé par un col raide et souvent étroit, et par le col de l'habit lui-même. Or, sitôt que ces hommes arrivent à un lieu de repos, après une marche ou un service qui les a mis en transpiration, ils n'ont rien de plus pressé que de dégrafer leur habit et d'enlever leur col, exposant ainsi à des courants d'air froid leur cou en sueur. De là une double cause d'engorgement de la glande thyroïde, une compression à laquelle ces hommes ne sont pas habitués, et une transpiration supprimée par un brusque refroidissement. »

Le docteur Artigues admet aussi que les courants d'air, en agissant sur le cou en sueur, peuvent être une cause de goître aigu.

Action des courants atmosphériques venant des montagnes.

Jusqu'à présent nous avons fait de l'étiologie de détail. Examinons maintenant si l'étude des effets produits par les grands courants atmosphériques, préalablement refroidis pendant leur passage sur les monts Dores et les monts Dômes, et s'abattant ensuite sur les villes et les villages de la Limagne, ne nous conduira pas à cette conclusion qu'ils sont l'une des causes occasionnelles actives des engorgements thyroïdiens.

Si nous embrassons dans leur ensemble les conditions hygiéniques au milieu desquelles vivent les journaliers pauvres de la Limagne, nous remarquons que leurs habitations sont relativement trop étroites, malsaines, mal éclairées, surtout quand la famille est nombreuse; que la nourriture est mauvaise ou insuffisante; ce qui tend à entretenir chez eux un état de faiblesse, d'anémie ou de lymphatisme très-fâcheux.

Ces malheureux journaliers, mal préparés à supporter de grandes fatigues, sont obligés, pour soutenir leur famille, de travailler, pendant l'été, au grand soleil, sur des pentes rapides; de monter le fumier dans des hottes pour le répandre dans les vignes; ces journaliers, disons-nous, sont dans des conditions bien plus mauvaises que les soldats, qui sont assez bien logés et passablement nourris. Aussi, les sueurs qu'ils éprouvent et qui peuvent devenir permanentes lorsque plusieurs journées chaudes se sont succédé, les exposent-elles, si l'orage éclate, si la grêle tombe, si le vent dont la température s'est abaissée en traversant les monts Dòmes, souffle avec violence, à des refroidissements dangereux, contre lesquels leurs vêtements légers ne peuvent guère les protéger.

Si ces refroidissements sont généraux, ils peuvent engendrer des rhumatismes, des phlegmasies aiguës diverses; si l'enlèvement de la cravate localise leur action, ce sont des engorgements aigus du corps thyroïde qui se manifestent.

Dans notre département du Puy-de-Dôme, les changements brusques de température, nous l'avons déjà dit, peuvent être rapides et étendus. Ainsi, en comparant les températures enregistrées, en 24 heures, par les thermomètres *minima* et *maxima*, on a obtenu des écarts de 21° à 26° centigrades pendant les mois de juin [5], de juillet [22], d'août [15], et de septembre [22] 1876.

Nous devons faire observer que l'impression et les effets produits par le froid ne sont pas les mêmes dans toutes les circonstances. Si l'air est calme, les vêtements de la saison nous protégent efficacement contre son action; si des vents rapides et froids parcourent l'atmosphère, ils traversent les tissus qui nous enveloppent, volatilisent et entraînent la sueur qui recouvre notre peau, et déterminent des refroidissements intenses. Leur action est encore plus nuisible quand ils sont humides.

Nous terminerons en faisant remarquer que les refroidissements brusques occasionnés par des vents rapides, que la marche ascendante, que les travaux sur les pentes fortement inclinées, se rencontrent surtout dans les pays montagneux, et ce sont précisément ces pays où les goîtres sont nombreux ou même endémiques.

Action des courants atmosphériques venant des monts Dores sur la zone supérieure des bassins de l'Allier et de la Dore.

Envisagés au point de vue topographique et hygiénique, les soubassements qui unissent les monts Dores à la rive gauche de l'Allier ressemblent davantage aux plaines montagneuses occidentales qu'aux diverses régions très-accidentées de la Limagne inférieure.

La distance qui sépare les monts Dores de la rivière principale est de 30 à 35 kilomètres.

Les pentes des soubassements dont nous venons de parler s'abaissent graduellement et viennent se confondre, sans ligne de démarcation bien prononcée, avec les hautes collines qui bordent les petits bassins étroits au milieu desquels circule la rivière d'Allier.

Au niveau des monts Dômes, la distance qui sépare ces montagnes de la Limagne est de 6 à 7 kilomètres ; des pentes rapides unissent le soubassement oriental à la plaine ; plus loin, on trouve des séries de collines contre lesquelles viennent se heurter les courants qui ont franchi les monts Dômes ; l'action des vents doit être nécessairement plus intense dans cette région.

Le bassin de la Dordogne, d'où viennent les courants qui se dirigent vers les monts Dores, est ouvert du côté du sud-ouest ; les vents d'ouest, avant d'arriver dans ce bassin, n'ont trouvé sur leur passage aucune chaîne importante de montagnes capable d'exagérer leur action ou de modifier leur température.

Aussi, sur 24 communes situées dans le bassin de la Dordogne, 17 n'ont fourni aucun goîtreux, et dans la commune la plus maltraitée, le nombre des engorgements thyroïdiens n'a pas dépassé 1 pour 100.

Examinons maintenant comment les courants atmosphériques venant de l'ouest se comportent après avoir longé ou dépassé les monts Dores :

1° Un premier courant, partant du bassin de la Dordogne, passe le long des pentes méridionales de ces montagnes ; il parcourt de longs plateaux semés de cônes volcaniques modernes, sans laisser des traces manifestes ; mais, arrivé dans la vallée de la Couze d'Ardes, il descend dans les villages à goître, qu'on appelle Rentières, Saint-Hérent et Madriat.

La proportion des engorgements thyroïdiens diminue à Saint-Germain-Lembron et Brassac, qui sont dans la plaine.

La série des villages où l'on rencontre cette infirmité se continue sur la rive droite de l'Allier, endroit où les courants viennent se heurter contre les pentes occidentales des montagnes du Centre. Nous trouvons, au premier rang, la Chapelle-sur-Usson avec 7,14 goîtreux sur 100 conscrits, puis Champagnat et Sainte-Catherine.

Au-delà de la ligne hydrographique du Centre, dans la vallée de la Dore, la série se continue depuis St-Germain-l'Herm jusqu'à Medeyrolles. Cette dernière commune, dans laquelle les engorgements thyroïdiens sont assez nombreux, est adossée aux pentes occidentales des montagnes du Forez.

2° Un second courant s'engage dans la vallée de la Dordogne, au pont de Saint-Sauves; il passe à la Bourboule et arrive jusqu'à Queureuilh; là, il se subdivise en deux courants secondaires : le premier s'engage dans la vallée du ruisseau de Guéry et s'affaiblit en se subdivisant dans les vallées secondaires qui alimentent ce ruisseau; le second se porte vers le sud-est, traverse la ville des Bains du Mont-Dore, et, parvenu au fond de l'impasse formé par les montagnes sur les flancs desquelles naissent la Dore et la Dogne, il franchit ces montagnes, reprend sa course vers l'orient, s'engage dans la vallée de la Couze de Pavin, et passe dans les communes de Saint-Victor, de Saint-Pierre-Colamine et de Saurier; au-delà d'Issoire, il dépasse l'Allier, et fait sentir son influence à Brenat, à Sauxillanges et à Saint-Etienne (1).

Les communes situées sur les parties élevées résistent à son action; mais en descendant il marque sa trace au Monestier, à St-Féréol-des-Côtes; il se relève ensuite pour aller frapper assez vivement St-Martin-des-Olmes et les villages des Perriers et de Valeyre, qui appartiennent à la commune d'Ambert. La proportion des goîtres, à St-Martin-des-Olmes, est de 3,03 pour 100 conscrits.

(1) Proportion des goîtres sur 100 conscrits :

A Saint-Victor, qui est sur les conglomérats trachytiques, 1,17; à St-Pierre-Colamine, dont les villages principaux sont sur la lave, le basalte, le terrain cristallisé ou l'argile, 4,08; à Saurier, qui est sur le granite, 2,43; à Brenat, qui est sur l'argile, 1,12; à Sauxillanges, qui est sur les terrains cristallisés et les alluvions, 2,38.

Les courants atmosphériques qui s'engagent entre les monts Dores et l'extrémité sud des monts Dômes, sont plus modérés; néanmoins nous observons 2,59 goîtreux pour 100, à Saulzet-le-Froid, qui est sur les trachytes. Cette maladie devient rare dans la vallée de la Couze de Chambon. Cependant on en signale quelques-uns à Saint-Nectaire, à Montaigut-le-Blanc et à Champeix. Sur la rive droite de la rivière d'Allier, bâtis sur le versant occidental des montagnes du Centre, nous remarquons Vic-le-Comte, Saint-Babel, Sallède, Manglieu, Isserteaux et Saint-Jean-des-Ollières, qui présentent des engorgements thyroïdiens plus ou moins nombreux (1).

La série se continue dans la vallée de la Dore, à Cunlhat, la Chapelle-Agnon et Bertignat.

De l'action des courants atmosphériques venant des monts Dômes sur la zone moyenne des bassins de l'Allier et de la Dore.

Du côté du sud, la zone moyenne du département du Puy-de-Dôme est limitée, dans la région qu'arrose la Sioule, par le bassin de la Dordogne; dans les bassins de l'Allier et de la Dore, par une ligne qui, partant de Veyre-Monton, passe au sud de Laps, et se termine à Vertolaye. Du côté du nord, cette zone moyenne s'arrête à une ligne qui, partie de Villossanges, traverse Charbonnières-les-Varennes et Bulhon, et aboutit à Arconsat.

C'est dans la partie du bassin de l'Allier qui est à l'est des monts Dômes, que l'action goîtrigène des vents venant de ces montagnes est la plus prononcée.

Les villages les plus maltraités sont ceux qui sont établis dans les vallées occidentales de la Limagne, et ceux qui sont bâtis sur les pentes des collines qui longent l'Allier, et font face aux monts Dômes.

Etudions maintenant, en allant de l'ouest à l'est, les diverses régions de la zone moyenne, dans les bassins de la Sioule, de l'Allier et de la Dore.

Les parties les plus hautes du bassin de la Sioule qui correspondent à la zone moyenne, sont celles qui avoisinent les monts

(1) Nombre proportionnel de goîtreux pour 100 :
A Sallède et à Saint-Babel, 0,58; à St-Jean-des-Ollières et Isserteaux, 1,01 à 1,04; à Vic-le-Comte et à Manglieu, 3,19 à 3,68.

Dores; elles atteignent, sur quelques points, 1479 mètres; elles ne sont point habitées pendant l'hiver. Plus au nord, la hauteur des plateaux varie entre 600 et 1200 mètres; les parties les plus basses ne dépassent point 560 mètres au-dessus du niveau de la mer.

Les vents d'ouest qui soufflent dans cette partie du département viennent de la Creuse; ils n'ont rencontré dans ce département aucun relief important, aucune chaîne de montagnes capable de modifier leur direction, leur intensité et leur température. Le nombre total des communes appartenant à cette région est de 40, sur lesquellles nous comptons 24 communes sans goîtres, et 16 communes qui ont présenté un certain nombre d'engorgements thyroïdiens; deux communes seulement ont fourni plus de deux goîtreux pour cent; ce sont celles d'Olby et de Pontgibaud, qui sont dans des vallées profondes et humides.

Nous devons rappeler que la ligne hydrographique qui sépare le bassin de la Sioule de celui de l'Allier, suit la direction de la chaîne des monts Dômes, qui est composée d'une série de cônes volcaniques, dont la hauteur varie entre 1000 et 1465 mètres; ces montagnes présentent plusieurs cols ou gorges, parmi lesquels, nous citerons le col de la Moreno, près de Laschamps (commune de Saint-Genès-Champanelle); celui de Ceyssat, au pied du puy de Dôme; celui des Goules, près d'Orcines, et enfin celui de Louchadières, qui est au-dessus de Volvic.

Arrivés aux pieds des monts Dômes, les courants atmosphériques venant du département de la Creuse, acquièrent une grande rapidité en s'engageant dans les cols ou gorges de ces montagnes; sur les autres points, ils montent le long de leurs pentes occidentales, franchissent les sommets où ils rencontrent, assez souvent, des causes de refroidissements intenses (grésil, grêle, brouillards, premières neiges); ils passent sur le soubassement de l'est, qui est peu étendu, sans beaucoup l'atteindre; puis ils retombent en cascades sur les collines fortement inclinées qui unissent la montagne à la plaine et s'enfoncent, énergiques et rapides, dans les vallées qui séparent les soubassements des monts Dômes de la plaine de la Limagne. Les villages qui sont bâtis dans ces vallées présentent des goîtres nombreux. Si nous laissons de côté les communes de Ceyrat, de Saint-Genès-l'Enfant et de Volvic, la proportion de ces maladies varie, dans les autres communes, entre 5,90 à 11,53 pour cent conscrits (1).

Clermont et Riom, placés dans les parties les plus larges des vallées de la Tiretaine et de l'Embène, habités par une population mieux nourrie et moins exposée à l'action des vents, offrent des goîtres moins nombreux. A Clermont (ville), leur proportion est de 2 à 2,73 pour cent; à Riom, ce nombre est de 3,53 à 3,86 pour cent conscrits.

Ces deux villes présentent une particularité remarquable : leurs sections occidentales, frappées directement par les courants venant des monts Dômes, offrent un nombre proportionnel de goîtreux un peu plus grand que leur section orientale.

Dans la plaine, l'action des courants s'affaiblit; nous y trouvons quatre communes sans goîtres, et sept autres dans lesquelles cette maladie varie entre 0,63 et 1,71 pour cent conscrits.

Le nombre des engorgements thyroïdiens augmente beaucoup sur les coteaux qui longent la rive gauche de l'Allier; mais c'est particulièrement sur la rive droite de cette rivière, que ces maladies deviennent fréquentes dans les villages qui sont situés à mi-côte ou sur le sommet des collines.

Ces villages, qui sont exposés à l'action directe des vents d'ouest, présentent des quantités de goîtreux qui oscillent entre 3,12 et 10,06 pour cent conscrits.

Comme l'a fait remarquer le docteur Saint-Lager : « On ne peut pas dire que ces villages sont privés d'air et de lumière et encombrés d'arbres, car ils sont, presque tous, bâtis sur des pentes couvertes de vignobles. »

Le courant atmosphérique, poursuivant sa route rapide, franchit le puy de Mur, se réunit à celui qui s'est engagé dans la vallée des Assats, et ils s'abattent ensemble sur Saint-Bonnet, Vertaizon et Chas, où les engorgements thyroïdiens sont nombreux (2).

Bouzel et Vassel, qui sont dans la partie basse de la vallée

(1) Pendant la lecture de ce chapitre on doit avoir sous les yeux la carte de la distribution des goîtres dans le département du Puy-de-Dôme, qui est à la fin de ce volume.

(2) La proportion des goîtres pour cent conscrits est de 19,04 à Saint-Bonnet-près-Chauriat, de 11,65 à Vertaizon, de 5,09 à Chas.

du Jauron, n'ont pas de goîtreux; les villages de la vallée de Seychalles sont peu maltraités, mais les goîtres sont assez fréquents à Bort et à Lezoux, qui regardent les monts Dômes.

Dans le bassin de la Dore, la rive gauche de cette rivière n'offre des engorgements thyroïdiens un peu nombreux qu'à Saint-Jean-d'Heurs et à Néronde; mais cette maladie devient plus fréquente sur les pentes occidentales moyennes et inférieures des montagnes du Forez, à Saint-Remy, à Thiers, à Escoutoux et à Vollore-Ville; elle diminue à Celles et à Viscontat, pour disparaître dans les régions plus élevées où l'on trouve Vollore-Montagne.

Vers son extrémité méridionale, le courant que nous venons d'étudier passe au Crest, à Orcet, au Cendre, à la Roche-Noire et à Mirefleurs, où les goîtres sont nombreux; Busséol, qui est en contre-bas, n'a pas de goîtreux; Montmorin, qui est sur l'argile, paie un tribut assez considérable à l'endémie.

Arrivé dans la vallée de la Dore, le même courant remonte un peu vers le midi. Dans les régions élevées, les populations de Mauzun, d'Estandeuil et de Fayet, résistent à son action; mais on voit reparaître les engorgements thyroïdiens plus bas, dans les communes de Saint-Dier, de Ceilloux, de Domaize et de Saint-Flour. Sur la rive droite de la Dore, ils sont nombreux à Sauviat, un peu moins à Olliergues et à Marat (1). La Renaudie et Le Brugeron, qui sont dans la région montagneuse proprement dite, sont épargnés.

Nous allons maintenant revenir sur nos pas, afin de compléter ce que nous avons dit des effets des courants atmosphériques dans les zones moyennes des bassins de l'Allier et de la Dore. Le lecteur comprendra facilement nos explications, s'il a devant lui la carte de la distribution des goîtres dans le département du Puy-de-Dôme.

Les monts Dômes forment, au niveau de la zone moyenne, une courbe dont la concavité est tournée du côté de l'ouest, ce qui explique pourquoi les vents qui viennent de la Creuse concentrent leur action sur les vallées occidentales de cette zone; très-intense encore au niveau des collines de la rive

(1) Nombre des goîtreux pour 100 conscrits : à Sauviat, 5,12; à Saint-Flour, 4,66; à Marat, 3,13; à Saint-Dié, 3,09. Ces villages sont construits sur le granite.

gauche de l'Allier, cette action s'étend vers le sud, sur la rive droite, tout en conservant la même énergie, surtout au niveau des communes de Beauregard-l'Évêque, de Saint-Bonnet-près-Chauriat et de Vertaizon. Au-delà, cette influence nuisible envahit les communes qui sont au sud-est et au nord-est de la zone moyenne ; mais en même temps qu'elle se fait sentir sur des espaces plus considérables, ses effets sont moins énergiques. Si on laisse de côté Sauviat, les autres communes de la vallée de la Dore fournissent moins de 4 goîtreux pour 100 conscrits.

Deux circonstances permettent d'expliquer cette extension des courants atmosphériques venant des monts Dômes. Ce sont d'abord les déviations que subissent les vents d'ouest quand ils rencontrent des collines et des vallées; ce sont ensuite les effets bien plus positifs des vents de l'ouest-nord-ouest et surtout de ceux du sud-ouest qui se dirigent, les derniers, vers Luzillat, Limons et Châteldon; les premiers, vers les cantons de Vic-le-Comte, de Saint-Dier et d'Olliergues.

De l'influence des courants atmosphériques venant de l'ouest, sur la zone inférieure des bassins de l'Allier et de la Dore.

Dans la région inférieure du bassin de la Sioule, la proportion des goîtres est à peu près la même que dans la région supérieure du même bassin. Les conditions météorologiques diffèrent très-peu; l'élévation des plateaux est moins considérable. Nous devons néanmoins rappeler qu'à Saint-Gal et à Saint-Remy-de-Blot, qui sont sur la rive droite de la Sioule, à l'endroit où cette rivière fait un coude et se dirige vers l'orient, le nombre des engorgements thyroïdiens varie entre 2,35 et 4.92 pour 100 conscrits; sur les autres points le nombre des goîtres est peu considérable.

La ligne hydrographique qui sépare la région inférieure du bassin de la Sioule de la région inférieure du bassin de l'Allier, commence, du côté du sud, en passant sur deux montagnes basaltiques dont la hauteur varie entre 800 et 950 mètres. Un peu plus loin, elle chemine le long des crêtes formées par des granites, des gneiss, des micaschistes et des porphyres, dont la hauteur ne dépasse pas 760 mètres; à mesure qu'elle avance vers le nord, elle s'abaisse graduellement, et elle atteint seulement 570 mètres, quand elle arrive à la limite septentrionale du département du Puy-de-Dôme. Sur son trajet, les courants atmosphériques ne rencontrent ni gorges à traverser, ni montagnes élevées à franchir; ces courants continuent de s'avancer vers l'est sans augmenter de vitesse, sans changer de température, et ils arrivent, sans avoir été modifiés sensiblement, jusque dans la Limagne, où leur influence nuisible est beaucoup moins active que celle des vents d'ouest qui ont franchi les monts Dômes.

1° Ainsi, les quatorze communes qui sont situées dans les vallées ou sur les collines qui longent le bord occidental de la Limagne, n'ont fourni aucun goîtreux, et cependant les chefs-lieux de cinq d'entre elles sont sur le calcaire marneux magnésien ;

2° Dans la plaine, qui est assez humide, la proportion des goîtres est un peu moins considérable que dans la partie correspondante de la zone moyenne ;

3° Les communes de Luzillat et de Limons, qui sont au bord de l'Allier, et sur lesquelles les vents d'ouest arrivent après avoir franchi des collines assez élevées, ont donné 2 à 4 goîtreux pour 100 conscrits. Celles de Mons et de Saint-Priest-Bramefant, dont les villages principaux sont à une assez grande distance de la rivière, sur des pentes peu exposées à l'action des vents d'ouest, ont présenté seulement 0,98 à 1,07 goîtreux pour 100 conscrits ;

4° Sur la rive droite de l'Allier, on trouve quatre communes qui sont sur des collines peu élevées; trois n'ont offert aucun engorgement thyroïdien ; dans la quatrième on en compte 1,86 pour 100.

Dans le bassin de la Dore, qui se confond avec celui de l'Allier au-dessous de Charnat, les courants venant de l'ouest se portent vers le nord-ouest pour aller frapper Châteldon et Ris, où l'on trouve 2,04 à 3,05 goîtreux pour 100 conscrits.

Afin de démontrer mathématiquement l'action goîtrigène, exercée sur les communes de la zone moyenne du bassin de l'Allier, par les vents qui ont passé sur les monts Dômes, nous allons comparer, dans le tableau suivant, la statistique des goîtreux de cette zone avec celle des goîtreux de la zone septentrionale :

BASSIN DE L'ALLIER (1). Proportion des goitres.	ZONE MOYENNE à l'est des monts Dômes.				ZONE INFÉRIEURE.			
	Nombre des communes.	Point de goitres.	Avec goitres.	Proportion des goitreux.	Nombre des communes.	Point de goitres.	Avec goitres.	Proportion des goitreux.
Vallées et collines longeant le bord oriental de la Limagne........	10	»	10	4,08 à 10,78	14	14	0	0,00
Plaine de la Limagne...	14	4	10	0,78 à 2,13	23	7	16	0,50 à 1,50
Rive gauche de l'Allier.	5	»	5	4,15 à 8,10	4	»	4	0,98 à 3,96
Rive droite de l'Allier avec la vallée du Jauron, etc............	11	3	8	3,12 à 19,04	4	3	1	1,86
TOTAUX.....	40	7	33	0,00	45	24	21	0,00

Les chiffres contenus dans ce tableau et les renseignements topographiques précédemment exposés, nous autorisent parfaitement à formuler les conclusions suivantes :

Les villages de la zone moyenne du bassin de l'Allier, qui sont situés dans les vallées profondes, humides, qui existent le long du bord occidental de la Limagne, ou qui sont bâtis sur les parties des collines de la plaine, qui sont frappés directement par les vents venant des monts Dômes, présentent des proportions plus grandes d'engorgements thyroïdiens que les villages de la zone septentrionale qui sont établis dans des conditions semblables, mais sont soumis à l'action de courants atmosphériques moins intenses et ayant passé sur des crêtes peu élevées.

L'examen de la carte de la distribution des goîtres confirme pleinement les conclusions que nous venons de formuler.

Ajoutons un dernier renseignement qui s'applique à toute la France. Les chiffres consignés dans les tableaux placés à la fin de nos *Études sur le goître épidémique* démontrent que la fréquence des goîtres est en raison directe de la hauteur des montagnes qui dominent les vallées et les bassins dans lesquels

(1) Ne font pas partie de ce tableau : Chanonat, où l'on compte 0,78 goîtreux pour cent; Clermont, où le nombre des engorgements thyroïdiens varie entre 1,51 à 2,73 pour cent; Riom, où la proportion est de 3,53 à 3,86 pour cent; Orcet, où l'on compte 4,16 goîtreux pour cent, et Lempdes, où les goîtreux sont au nombre de 1,24 pour cent conscrits.

les goîtres se multiplient; dans les pays de plaines, au contraire, cette maladie tend de plus en plus à disparaître. Citons quelques exemples :

1° Dans les H.-Alpes, on trouve	1 goîtreux	sur	10	conscrits.
2° Dans le Puy-de-Dôme.....	1 —	sur	65	—
3° Dans l'Allier.............	1 —	sur	391	—
4° Dans le Cher............	1 —	sur	2,181	—
5° Dans les Côtes-du-Nord...	1 —	sur	10,672	—
6° Dans les Deux-Sèvres.....	Point de goîtreux.			

Ces chiffres n'ont pas besoin de commentaires.

Influence des saisons, de l'idiosyncrasie, du tempérament, de la constitution et de l'âge.

C'est généralement à la fin du printemps, pendant l'été ou au commencement de l'automne, que l'on observe les goîtres aigus épidémique et sporadique.

Lorsqu'un grand nombre d'individus sont exposés à l'action des causes goîtrigènes, une minorité seulement paie son tribut à l'engorgement thyroïdien. En 1851, on compte 7 goîtreux pour 100 soldats du 18ᵉ de ligne; en 1860 et 1862, le nombre des goîtreux est moitié moins considérable. Les mêmes faits se produisent également dans la population civile; la plus grande partie des individus résiste à l'action des influences morbigènes. On est réduit, dans ces circonstances, à faire intervenir l'influence de l'idiosyncrasie, de la prédisposition individuelle.

Les observations des médecins militaires tendent à démontrer qu'aucun tempérament ne met à l'abri du goître aigu, mais nous devons ajouter que le tempérament lymphatique et les constitutions affaiblies favorisent le passage de l'engorgement thyroïdien aigu à l'état chronique.

Influence de l'âge et du sexe.

Le goître se montre quelquefois au moment de la naissance chez les enfants dont les parents sont goîtreux; mais ce fait n'est cependant pas constant; nous avons vu des enfants provenant de femmes ayant des goîtres moyens et qui avaient le corps thyroïde à l'état normal.

Nous devons, d'autre part, faire remarquer que cet organe glanduleux est quelquefois volumineux au moment de la naissance chez les enfants qui ne sont point à terme et qui sont nés de femmes non goîtreuses. Cette hypertrophie est passagère, elle disparaît spontanément au bout de quelques semaines. Ce fait a déjà été signalé par Bednar et Hecker, auteurs cités par Virchow (page 249).

D'après Fodéré, le goître apparaît entre sept et dix ans. Le rapporteur de la Commission savoisienne assure qu'en général cette maladie prend son plus fort développement, chez les garçons, à l'époque de l'adolescence; chez les filles, à l'époque de la puberté; chez les femmes, pendant la première grossesse.

Nos observations concordent avec celles de ces deux auteurs.

Les tableaux insérés dans le rapport de M. Baillarger démontrent que le goître est rare de un à quatre ans, qu'il augmente de cinq à dix ans, qu'il devient commun de onze à vingt-cinq ans (page 16).

Quant au goître épidémique, comme il atteint spécialement les soldats non gradés, c'est entre vingt-un et vingt-six ans qu'il se manifeste chez eux. Chez les collégiens et les pensionnaires, il se développe entre dix et dix-huit ans.

En dehors des conditions au milieu desquelles se produit le goître épidémique, l'engorgement thyroïdien est généralement plus commun chez les filles et les femmes que chez les garçons et les hommes.

Mais ces différences varient beaucoup dans les diverses communes du département du Puy-de-Dôme. Ainsi, pour cent personnes du sexe féminin atteintes d'engorgements thyroïdiens, on compte : 1° dix à treize goîtreux dans les communes de Cournon, de Mozat et de la Roche-Noire; 2° vingt à vingt-sept à St-Genès-l'Enfant, à Mirefleurs, à Vic-le-Comte et à Riom (ouest); 3° trente à trente-neuf à Royat, à Beauregard-l'Évêque, à St-Bonnet-près-Chauriat, à Chamalières et à Durtol; 4° cinquante à Vertaizon, à Saint-Maurice, près de Vic-le-Comte, à Marsat, à Sayat et à Blanzat; 5° de soixante-six à soixante-neuf à Domaize, à St-Flour, à Chas, à Montmorin et à Nohanent; 6° dans les communes de Pont-du-Château et de Cebazat les goîtres sont plus nombreux chez les hommes que chez les femmes (1).

Nous devons ranger parmi les maladies et les fonctions qui font prédominer le goître chez les filles et les femmes : l'aménorrhée, les troubles des règles, la grossesse. Ces influences, nous les avons observées, après bien d'autres auteurs, parmi lesquels nous citerons : J.-L. Petit, Brun, Rullier, N. Guillot et Patritti.

C'est souvent au début de la première grossesse que nous avons vu apparaître l'engorgement thyroïdien, et lorsque cet engorgement existait déjà, il augmentait sensiblement après chaque nouvelle grossesse, quand on négligeait de le traiter après l'accouchement. Nous allons citer, à l'appui de la thèse que nous soutenons, deux observations de goître compresseur qui ont été recueillies par Natalis Guillot chez des femmes enceintes qui n'étaient point nées ni domiciliées dans un pays où règne l'endémie goîtreuse. Ces observations démontrent, d'une manière positive, l'influence de la grossesse sur la production du goître.

La première observation est celle d'une dame âgée de 30 ans, d'une constitution excellente, qui fut surprise de voir, pendant une première grossesse, la région antérieure de son cou se tuméfier graduellement ; les progrès de la tumeur étaient lents ; elle s'en préoccupa à peine. Dix-huit mois après (en 1855) elle eut une nouvelle grossesse et, pendant sa durée, la tumeur augmenta de nouveau et devint gênante. Après 14 mois, elle cessa l'allaitement, les règles revinrent, et la tumeur qui avait augmenté graduellement présentait, en 1858, un diamètre de 2 décimètres en tous sens. Les suffocations qu'elle produisait obligèrent à pratiquer la trachéotomie le 19 décembre 1858. La malade succomba le 21 décembre.

Dans la 2e observation, il s'agit d'une jeune femme de 29 ans environ, née à Paris, de bonne apparence, non scrofuleuse, bien réglée.

Cette dame ne s'aperçut qu'après sa première grossesse, qui

(1) Nous avons vérifié les chiffres que nous avons indiqués dans notre résumé, pour les communes de Beauregard-l'Évêque, Vertaizon et Royat ; le docteur Aguilhon a fait la même vérification dans les communes de Riom (ouest), Mozat, Marsat et St-Genès-l'Enfant. Les autres chiffres ont été empruntés à l'enquête de 1864 ; ils sont d'une exactitude douteuse.

datait de quatre années, que son cou était devenu plus gros que d'habitude. Elle fit peu d'attention à ce phénomène qui ne changea que pendant la deuxième grossesse qui eut lieu il y a environ deux ans. Elle était accouchée depuis 19 mois, quand elle est entrée à l'hôpital Necker. Voici ce qu'on a observé : « On constate, à la partie antérieure du cou, une tumeur volumineuse dont la circonférence est peut-être de 30 centimètres. » La femme mourut. — On reconnut à l'autopsie que la tumeur était formée par le corps thyroïde hypertrophié (1).

Dans l'observation signalée par M. Tarnier, le goître existait avant le mariage ; mais, pendant la durée de la grossesse, il est devenu assez gros pour comprimer la trachée et déterminer la mort (2).

Influence de la marche ascendante, de l'accouchement, des efforts, des cris, des chants, des toux violentes, des émotions et des passions vives.

La marche ascendante, surtout lorsque le dos ou la téte sont chargés de fardeaux, les efforts de toutes espèces, les cris et les chants forcés, les toux violentes, déterminent, au moment où ils ont lieu, une dilatation passive des veines jugulaires et thyroïdiennes. Si le corps thyroïde est sain, ses vaisseaux se laissent momentanément dilater, puis, quand l'effort cesse, ils chassent le sang qui s'était accumulé dans leurs cavités ; si leurs nerfs vaso-moteurs sont paralysés, la dilatation persiste, et la tumeur thyroïdienne, qui existait antérieurement, reste plus volumineuse qu'avant la congestion. Cette augmentation de volume est très-dangereuse lorsqu'elle a lieu chez un individu atteint de goître compresseur.

M. Liégeois a très-bien expliqué, dans sa thèse, le mécanisme de la congestion dont nous venons de parler. « La thyroide, dit-il, éprouve des changements de volume qui sont déterminés par l'afflux du sang dans les vaisseaux. Cette turgescence se produit toutes les fois que, dans un effort violent, la respiration tend à repousser, de la cage thoracique, le sang contenu dans les grosses veines du cou ; toutes les fois aussi que la respiration est gênée. »

(1) Nous reparlerons plus loin de ces deux observations.

(2) *Traité des accouchements*, de Cazeaux, édition Tarnier. Année 1870.

Il rappelle ensuite les expériences faites par Lalouette et Magnus, sur des chiens qu'ils forçaient à la course, et les sacrifiaient ensuite. Dans ces cas, la thyroïde était gorgée de sang (Thibaud).

Chez les femmes, s'il existe un commencement de goître ou une prédisposition à cette maladie, le corps thyroïde s'hypertrophie notablement pendant la grossesse, et il augmente encore de volume pendant les efforts de l'accouchement; cette dernière augmentation est due au gonflement des veines thyroïdiennes qui peuvent devenir variqueuses.

M. Gosse, de Genève, suppose que les habitudes cholériques, que les passions vives, brutales, peuvent, comme les efforts et les cris violents, entretenir un état habituel et prolongé de congestion sanguine du corps thyroïde qui produit le goître. Nous n'allons pas aussi loin que cet auteur. Nous nous bornons à croire que ces phénomènes augmentent le volume des goîtres existants, en provoquant la congestion et la dilatation des vaisseaux thyroïdiens.

Quant aux chagrins concentrés et durables, dont l'action goîtrigène est signalée par MM. Foderé, Gosse et Foville (1), nous n'avons observé aucun fait qui nous permette d'affirmer ou de contredire l'opinion de ces auteurs.

D'après M. Foville, « les causes morales exercent, par effet réflexe, une action paralysante sur les nerfs vaso-moteurs des vaisseaux capillaires de la glande thyroïde, et l'état prolongé de distension de ces vaisseaux entraîne, à son tour, l'hyperplasie des tissus connectif et glandulaire, ce qui, à la longue, constitue le goître (2). »

Influence des vêtements, du genre de vie.

La nudité du cou, habituelle aux femmes, a paru, à Godelle et à Valentin, une des circonstances qui concourent à rendre chez elles le goître très-fréquent; J.-B. Fleury est aussi de cet avis. En étudiant le Rapport de la Commission savoisienne, nous avions remarqué que, dans la plupart des villages où

(1) Voir Foville. *Annales d'hygiène publique et de médecine légale.* Tom. XLVI, 2e série, page 214.

(2) Foville. *Loco citato.*

régnait l'endémie goîtreuse, les engorgements thyroïdiens étaient plus fréquents chez les femmes que chez les hommes.

Deux de ces villages, cependant, faisaient exception à cette règle. A Saint-Georges et à Saint-Alban-des-Hurtières, les différences étaient moins prononcées qu'ailleurs. Nous avons visité le second de ces villages, un jour de fête, où tous les habitants étaient réunis à l'église, et nous avons constaté que les hommes comme les femmes n'avaient pas de cravate.

Nous ne devons point omettre de citer ici l'observation de ce médecin de Guatemala, qui affirme que l'usage de la cravate a notablement diminué, dans cette ville, le nombre des engorgements thyroïdiens (Bouillaud et Ratier).

Les journaliers pauvres sont aussi mal logés et aussi mal nourris que leurs femmes, mais ils boivent davantage de vin ou plutôt de petit vin, et ils travaillent en plein air. Ces dernières restent, pendant la plus grande partie de la journée, à la maison, où elles ne trouvent pas toujours la quantité d'air et de lumière dont elles ont besoin. Aussi sont-elles plus disposées que les hommes à l'anémie et au lymphatisme, et, comme conséquence, aux goîtres chroniques et volumineux.

Quand elles vont au champ, à l'époque des sarclages, elles reviennent chez elles avec des faix d'herbes sur leurs têtes, qu'elles ont beaucoup de peine à maintenir en équilibre, lorsque le vent acquiert une certaine intensité. Les fermières qui vont tous les jours à la ville, y portent également, sur la tête, le lait, les fruits et les légumes qu'elles recueillent. Les hommes transportent les denrées qu'ils exploitent, dans des hottes ; ce travail est fatigant sans doute, mais moins que celui des femmes, chez lesquelles les contractions des muscles du cou persistent pendant toute la durée du voyage. Le transport des fumiers sur les pentes fortement inclinées des vignobles est au contraire très-pénible.

Disons encore que les professions qui exigent un grand développement de force sont doublement nuisibles; elles congestionnent le corps thyroïde, provoquent des sueurs abondantes et favorisent le développement de cet état particulier de faiblesse et d'impressionnabilité, qui rend les refroidissements si dangereux dans les pays voisins des montagnes.

GOITRES, ORCHITES, OREILLONS.

ÉTIOLOGIE COMPARATIVE.

M. Jacquier a vu le goître épidémique survenir après une épidémie d'engorgements parotidiens. Plusieurs médecins ont attribué cette dernière maladie à l'action du froid humide. Cette action a été mise hors de doute par M. le professeur Collin, dans le travail qu'il a publié, en 1876, dans l'*Union médicale de Paris* (1).

Cette affection, dit cet auteur, « est plus fréquente dans les pays brumeux, sur le littoral maritime, dans les saisons à brusques oscillations de température ; on les voit, dans l'armée, atteindre de préférence les hommes soumis à de brusques refroidissements; les sentinelles de nuit, par exemple. M. Jacob a noté, dans son excellent travail, la fréquence de cette maladie chez les militaires couchés au voisinage des portes et des fenêtres. »

L'intumescence est souvent rapide et se manifeste sans symptômes précurseurs. « Je recevais, dit M. Collin, il y a quelques jours, dans mon service, un sapeur-pompier de la rue du Vieux-Colombier; l'avant-veille, il était plein de santé; réveillé la nuit par un incendie, il avait subi, pendant plusieurs heures, l'action brusque d'un froid intense (10°) ; dès le lendemain il éprouvait, dans les régions latérales du cou , une tuméfaction douloureuse, début d'une atteinte d'oreillons doubles, qui fut, d'ailleurs, complètement apyrétique.

Les observations de M. Barberet vont nous fournir d'autres éléments étiologiques ; ce sont l'encombrement, le défaut d'aération et une exagération de la température dans les dortoirs.

D'après ce docteur, c'est dans les chambres chaudes, mal aérées, situées dans le voisinage des écuries, que l'on a observé, en 1876, 22 cas d'oreillons, dont 9 cas ont été compliqués d'orchite (2).

(1) *Rapport des oreillons avec les fièvres éruptives*, par M. Collin, professeur au Val-de-Grâce. *Union médicale* du 18 mars 1876, n° 33, page 437.

(2) *Compte-rendu des travaux des Conseils d'hygiène du département du Puy-de-Dôme*. Année 1876, imprimerie Mont-Louis.

Le nombre des engorgements parotidiens a été de 4 en janvier, de 8 en février, de 4 en mars, de 4 en avril, de 2 en juin. Les goîtres ont pris, plus tard, le caractère épidémique. Voici quelques indications sur l'ordre dans lequel ils se sont montrés : 1 en janvier, 1 en février, 1 en avril, 17 en juin, 8 en juillet et 1 en octobre.

La plupart des soldats affectés d'oreillons, d'orchite et de goître, ont été fournis par la portion du 16e régiment d'artillerie qui était logée à Clermont, dans la caserne de l'Avenue-Centrale.

L'autre moitié de ce régiment, qui était établie dans des baraques, au pied des monts Dômes, n'a présenté aucun cas d'engorgement des glandes parotides, des testicules et du corps thyroïde.

Les refroidissements dans la caserne de Clermont étaient inévitables le matin, lorsque les artilleurs sortaient de leurs chambres pour aller au pansage des chevaux.

La plupart des malades atteints d'oreillons étaient légèrement indisposés au début; ils ont pu être soignés à la chambre ou à l'infirmerie de la caserne. Mais quelques cas, simples au début, ont été suivis plus tard de symptômes graves. La fluxion parotidienne, dans ces cas graves, était ordinairement précédée et accompagnée, pendant quatre ou cinq jours, de fièvre et d'embarras gastrique assez intenses. Chez un malade, l'engorgement parotidien ne s'est produit qu'au bout de trente jours d'une fièvre continue, très-accentuée, avec redoublement et délire le soir, compliqués bientôt de suffocations. Cette maladie s'est terminée par suppuration; c'était une véritable parotidite. (Barberet.)

« Notons encore une circonstance qui nous a frappé, dit M. Barberet, et qui pourrait avoir de l'intérêt dans l'étude de cette épidémie. C'est que plusieurs maladies, telles que des angines, des adénites spontanées du cou, des rougeoles, se sont déclarés en nombre inaccoutumé avant l'apparition des oreillons. »

La communication que M. le professeur Laveron a faite, le 10 mai 1878, à la Société médicale des hôpitaux de Paris, va nous fournir quelques renseignements auxquels nous ajoutons une certaine importance.

Il constate d'abord que « la fréquence des oreillons dans les casernes, comme dans les écoles et les colléges, ne constitue pas un des moindres traits d'union entre la pathologie militaire et la pathologie infantile (1). »

C'est, en effet, dans les chambres et les dortoirs où un grand nombre d'individus sont réunis pendant la nuit, qu'on voit apparaître les épidémies d'engorgements aigus des tissus limphoïdes et de quelques glandes. Une autre circonstance a été signalée ; on a fait remarquer la facilité avec laquelle la maladie se porte sur des organes différents. Les parotides, les testicules, quelquefois les ovaires, les mamelles, les ganglions lymphatiques, peuvent être successivement envahis; ce qui prouve que la maladie atteint l'économie tout entière. Cela ne fait pas un doute pour nous.

Est-ce une forme de la maladie rhumatismale, comme le prétend M. Duffey dans sa description de l'épidémie d'orchites fébriles qu'il a observées en 1872? Nous sommes très-disposé, pour notre compte, à répondre affirmativement à cette question.

Un assez grand nombre de médecins ont pensé que l'oreillon épidémique était contagieux. Nous n'avons, ainsi que M. le docteur Barberet, observé aucun fait qui nous autorise à adopter cette opinion. Nous ne croyons pas, d'après cela, qu'il soit nécessaire de séquestrer les individus atteints de cette affection.

Mieux vaudrait diminuer l'encombrement ou transporter les compagnies atteintes dans des lieux plus sains et mieux aérés.

En résumé : 1° la réunion d'un grand nombre d'individus dans des dortoirs où l'air est trop chaud et mal renouvelé; 2° les refroidissements auxquels sont exposés les militaires et les jeunes gens en sortant de ces dortoirs, ou à la suite de leurs promenades et de leurs exercices, doivent être rangés au nombre des causes qui favorisent, en hiver et au printemps, l'apparition des oreillons et des orchites; en été, celle du goître épidémique.

(1) *Union médicale de Paris*. Année 1878, pages 159 et suivantes.

GOITRES CHRONIQUES.

ÉTIOLOGIE : RÉPÉTITION DE L'ACTION DES CAUSES GOITRIGÈNES, RÉCIDIVES, ANCIENNTÉ. — INFLUENCES HYGIÉNIQUES, — HÉRÉDITÉ.

Les influences qui font passer le goître aigu à l'état chronique, ne diffèrent en rien de celles qui produisent les mêmes effets dans les autres organes du même genre (1).

Ce sont : 1° la répétition de l'action des causes prédisposantes et occasionnelles, l'insuffisance du traitement, l'ancienneté de la maladie ;

2° Les influences hygiéniques mauvaises, qui affaiblissent la constitution et favorisent le développement du lymphatisme ;

3° L'hérédité.

1° Répétition de l'action des causes, ancienneté de la maladie.

Le goître aigu peut-il passer à l'état chronique sans que l'individu qui en est atteint présente un tempérament lymphatique bien prononcé ? Cela n'est pas douteux.

Ne voyons-nous pas, chez les personnes affectées de rhumatismes souvent renouvelés par des refroidissements ou des irritations locales, la maladie passer à l'état chronique ? Pourquoi le même phénomène ne se produirait-il pas pour le goître aigu, quand il se développe chez des ouvriers qui, mis en sueur par des travaux fatigants, sont exposés à l'action des refroidissements répétés que nous avons signalés plusieurs fois ?

On a écrit que les militaires se débarrassaient facilement des engorgements thyroïdiens aigus, dont ils sont atteints pendant les épidémies ! C'est là une affirmation trop absolue : chez plusieurs, en effet, la guérison s'est fait attendre pendant 80, 100 et 123 jours ; il en est même qui ont été traités sans succès, et qui ont obtenu des congés de réforme. Ce sont surtout les goîtres observés par M. le docteur Gouget, qui ont été longs à disparaître. Nous avons cherché, dans le rapport de ce médecin,

(1) Voir plus loin l'article consacré à la pathogénie du goître chronique.

quelle pouvait être la cause de cette résistance exceptionnelle. Voici un passage de ce travail qui pourra nous donner la clé de cette anomalie.

« Le 17 février 1861, dit ce médecin militaire, le premier cas de goître fut envoyé à l'hôpital; le 12 mars, un second cas nécessita la même mesure. Ces deux cas pouvaient être considérés comme sporadiques, bien que, si l'on s'en rapporte aux renseignements fournis par les hommes entrés plus tard à l'hôpital, il y eût déjà un certain nombre de goîtreux au régiment, puisque quelques-uns assurèrent deux, trois et même quatre mois d'invasion. » Ainsi quelques-uns des malades de M. Gouget ont gardé pendant trois à quatre mois leur engorgement thyroïdien avant de le faire traiter; telle est à nos yeux la cause qui a rendu la maladie si longue à guérir ou tout à fait incurable. Ce qu'il y a de certain, c'est qu'un malade de M. Gouget et un autre de M. Artigues ont été renvoyés chez eux avec un congé de réforme. Ce n'est pas, comme on le voit, une maladie toujours facile à détruire que le goître aigu épidémique.

Une autre circonstance à signaler parmi les causes qui rendent la guérison longue et difficile : c'est le défaut de persévérance dans le traitement.

Influence des conditions hygiéniques et du lymphatisme.

Examinons maintenant si les habitants de notre département, pauvres ou peu aisés, sont placés dans des conditions capables de produire les états constitutionnels qui font passer le goître aigu à l'état chronique.

Afin d'éviter toute objection, nous allons étudier comparativement les conditions hygiéniques au milieu desquelles vivent les habitants de la montagne, et ceux des vallées et des plaines de la Limagne.

Les villages de la montagne sont composés de maisons basses, construites avec de la pierre ou avec de la terre argileuse (pisé); les portes sont étroites, les croisées petites et peu nombreuses. Les toitures de quelques-unes sont en tuiles ou en pierres volcaniques minces et plates; la plupart sont en chaume. On habite et on couche, pendant l'été et l'automne, dans la cuisine, qui est au rez-de-chaussée ; le sol de cet appartement est couvert de dalles ou formé par la terre battue. Le grenier, qui est au-dessus, sert à enfermer les provisions. Quelques maisons ont un premier étage où l'on couche. Les cours, les rues, ou plutôt les chemins, qui séparent les maisons des villages, sont boueux et remplis de fumiers ou de purin.

Les écuries où les habitants se réfugient, pendant l'hiver, sont tantôt voûtées, tantôt séparées du foin et de la paille, qui sont dans la partie haute, par des planches mal jointes. De nombreux animaux y vivent en commun avec les hommes, les femmes et les enfants. Les excréments mélangés, couverts d'une mince couche de litière, répandent une odeur infecte et nauséabonde. L'air chaud, pénétré de miasmes organiques, contenant trop d'acide carbonique et des proportions insuffisantes d'oxygène, se renouvelle, très-incomplètement, par une ouverture fort étroite pratiquée dans l'épaisseur de la porte ; il arrive souvent qu'on ferme cette ouverture pendant les nuits froides de l'hiver.

La nourriture se compose de pain de seigle mal levé, cuit pour plusieurs mois, qui se moisit et s'altère souvent avant la fin de l'hiver. Les autres aliments sont les pommes de terre, le blé noir, le lait, le petit lait, la soupe au beurre ou à la graisse, le fromage commun (fourme) et le cochon salé. Point de légumes frais, de vin, ni de viandes de boucherie.

L'atmosphère, viciée par le mélange des miasmes provenant des hommes, des animaux et des fumiers, le défaut de lumière, la nourriture mauvaise et souvent insuffisante dans les maisons pauvres, favorisent nécessairement l'apparition du lymphatisme, de l'anémie, des teignes, de l'impétigo, des adénites cervicales; le développement des maladies scrofuleuses des ganglions, des os et des articulations (1). Mais les causes du goitre n'existent pas à cette époque dans la montagne; et, lorsque la saison où les influences qui le produisent arrivera, le paysan sera dans des conditions favorables à la résistance.

En effet, lorsque les froids de l'hiver sont apaisés, quand les habitants des hautes régions peuvent rentrer dans leurs maisons, ils paient sans doute, ainsi que nous l'avons déjà dit, leur tribut aux maladies printanières ; mais après cette dernière épreuve, ceux qui habitent des villages situés sur des plateaux ou dans

(1) Ces maladies sont également fréquentes chez les enfants pauvres de la Limagne.

des vallées peu profondes et bien aérées, respirent un air si pur et si vif, que leur force et leur santé se rétablissent promptement. Ils peuvent alors lutter, mieux que les Limaniens, contre les effets des chaleurs de l'été qui sont moins vives ; contre l'action des refroidissements qui sont moins brusques. Ils ont de plus des vêtements plus protecteurs et ils se livrent au travail avec beaucoup plus de modération.

L'influence bienfaisante de l'atmosphère des montagnes est si bien démontrée, que beaucoup de médecins de Clermont envoient, dans les habitations construites au pied des monts Dômes, du côté du Levant, les enfants maladifs et lymphatiques qui ont besoin d'être fortifiés. Leur séjour dans ces maisons de santé rustiques, quand elles sont convenablement choisies, améliore rapidement la constitution de ces enfants, si l'on a soin de leur donner, en même temps, une bonne nourriture.

Les habitants du Valais, qui ont une certaine aisance, agissent de même ; ils font transporter sur les régions élevées des montagnes, pendant la saison d'été, les enfants qui sont nés dans les vallées, afin de prévenir, chez eux, le développement du crétinisme. (MOREL.)

Dans beaucoup de communes de la Limagne on cultive la vigne, seulement le vin est vendu aux riches et le paysan se contente du petit vin, boisson légère qui devient acide après quelques mois de conservation ; arrivée à cet état elle peut devenir nuisible aux personnes atteintes de dyspepsie.

Les viticulteurs sont obligés d'exécuter leurs travaux sur des pentes souvent fort inclinées où ils sont exposés à l'action directe du soleil et des vents. De plus, ils transportent à dos d'homme, dans des hottes, les fumiers qui servent à rendre plus fertiles les arbrisseaux dont la culture leur est confiée.

Les femmes ont le cou nu ; elles portent sur la tète de lourds fardeaux pendant la durée des sarclages.

Ainsi nous trouvons dans la plaine, mais moins accentuées, les conditions qui déterminent le lymphatisme, mais nous y trouvons en outre les influences qui créent le goître aigu, influences qui sont nulles ou très-faibles dans la montagne. On est bien obligé, d'après cela, de faire jouer un rôle important aux engorgements aigus du corps thyroïde.

Ces effets différents produits par l'habitation de la plaine et de la montagne ont été constatés de la manière la plus évidente pendant l'été de 1876. A cette époque, la moitié du 16e régiment d'artillerie habitait au pied des monts Dômes, à l'est de Pariou : il n'a pas eu de goîtreux; la seconde moitié était logée dans l'une des casernes de Clermont: on y a observé une épidémie de goîtres aigus.

S'il est vrai que le lymphatisme rende le goître plus grave ou même incurable, on doit en conclure que les améliorations hygiéniques introduites dans les villes et les villages où règne l'endémie doivent, en rendant cette complication plus rare, diminuer le nombre des engorgements thyroïdiens chroniques. C'est précisément ce que l'expérience démontre de la manière la plus évidente.

La création de routes larges et à pentes douces, l'endiguement des ruisseaux, la diminution des marais, l'élargissement des rues, la destruction des arbres trop rapprochés des maisons, l'amélioration de la nourriture et des habitations, l'augmentation des relations commerciales, le développement des industries qui répandent le bien-être et la richesse dans le pays, la création de nombreux vignobles, ont sensiblement diminué le nombre des goîtreux dans les communes où ces changements ont été opérés.

Les observations de MM. Niepce, Rozan et Charvet, et de bien d'autres que nous citerons plus loin démontrent, jusqu'à l'évidence, l'exactitude des assertions que nous venons de formuler.

Nous ferons remarquer que dans les communes des environs de Grenoble où l'on a constaté la disparition ou la diminution du goître, sous l'influence de conditions hygiéniques meilleures, à Saint-Paul-de-Varces, à Vaulnaveys, au Risset, les sources d'eaux potables sont restées les mêmes qu'à l'époque où l'endémie sévissait avec intensité.

Dans la Limagne, les maisons sont généralement un peu moins sales; elles sont construites de la même manière; on trouve néanmoins un plus grand nombre d'habitations avec premier étage et toiture en tuiles ; les rues, les cours et les chemins sont également encombrés de purin et de fumiers, mais les maisons ont des ouvertures plus grandes ; on couche souvent au rez-de-chaussée. Chez les habitants pauvres, chez ceux qui ont une nombreuse famille, l'air est vicié pendant la nuit par suite du grand nombre de personnes qui sont réunies dans des appartements trop étroits.

L'hivernage est moins complet ; les domestiques mâles couchent seuls dans les écuries. Disons encore que, chez les paysans pauvres, la nourriture est souvent mauvaise et insuffisante, et ce sont précisément les familles indigentes dans lesquelles on observe les goîtres les plus volumineux. Dans la plaine, le pain est meilleur; il est fait avec de l'orge ou du froment, ou un mélange de ces deux grains ; les légumes sont plus variés. C'est également le petit salé qui seul paraît le dimanche sur la table des paysans; le lait, dans les montagnes, sert, pendant l'été, à faire du fromage commun (fourme) ; dans la Limagne, on le porte à la ville voisine, ou, si l'on est trop loin des grands centres de population, il sert à faire du beurre et du fromage.

Influence de l'hérédité.

L'influence de l'hérédité n'ayant été mise en doute par aucun des auteurs qui ont écrit sur les goîtres chroniques et endémiques, nous nous bornerons à donner, sur ce sujet, quelques renseignements sommaires.

Nous avons examiné, dans notre salle d'accouchement, un grand nombre d'enfants qui étaient nés de femmes atteintes d'engorgements plus ou moins considérables du corps thyroïde. Dans la très-grande majorité des cas, le nouveau-né n'avait pas de goître. Cette affection, quand elle est héréditaire, se manifeste rarement pendant l'enfance; elle se développe presque toujours à l'époque de l'adolescence ou durant la grossesse.

Pendant les enquêtes que nous avons faites à Royat, à Chamalières, à Beauregard-l'Évêque, à Vertaizon et à Pérignat-ès-Allier, presque partout on nous répondait que le goître est cantonné dans un certain nombre de maisons malsaines dont les habitants sont pauvres et mal nourris ; cette maladie ne se montre, ordinairement, parmi les personnes vivant dans l'aisance que lorsqu'elles appartiennent à des familles goîtreuses enrichies (1).

(1) On comprend néanmoins que le goître aigu survenu accidentellement chez une personne saine, puisse devenir chronique lorsqu'elle néglige de le traiter et quand elle continue de s'exposer aux causes qui l'ont déterminé.

Les auteurs qui ont écrit sur la maladie qui nous occupe ne sont pas d'accord sur la question suivante : Les enfants nés de parents goîtreux peuvent-ils éviter le goître quand ils sont transportés et élevés dans un pays où l'endémie n'existe pas? Chez les hommes, la maladie peut ne pas se manifester; chez les filles et les femmes, elle a plus de tendance à se reproduire; mais il est inexact de dire qu'en dépaysant les goîtreux, on arrête toujours la transmission des engorgements thyroïdiens. Citons un exemple : Une famille D...., presqu'entière, habite depuis cent ans le hameau de Giancourt (Oise). « Sur les 92 individus qui la composent, dit le docteur Labitte, il y a 45 goîtreux, dont 19 hommes et 26 femmes. Tous ont été et sont encore d'une belle constitution, généralement d'une grande taille, vivant longtemps et ne présentant, chez aucun d'eux, le moindre caractère d'une dégénérescence physique et intellectuelle. Le goître se développe, chez les hommes, de 25 à 30 ans, et chez les femmes, pendant ou après leur première grossesse, ou de vingt à vingt-cinq ans.

» Giancourt est un hameau de 250 habitants, dont 70 sont de la famille D..... ; il est situé, au bas du versant sud-est de Clermont (Oise), dans une petite vallée qui conduit à la rivière de la Brèche, éloignée du village de 500 mètres environ. Aucun cours d'eau ne la traverse; des puits d'eau séléniteuse alimentent la population. Ce pays n'a qu'une seule rue, large, bien entretenue et bordée de chaque côté par des habitations relativement confortables, surtout celles de la famille D...., qui est la plus aisée du village. Il est fort rare d'y voir des affections endémiques.

» Aucun habitant étranger à la famille D..... n'a jamais eu le goître; la population du pays est belle et robuste; les familles y sont généralement nombreuses. Quelques membres de la famille D....., ont quitté Giancourt. » (Rapport du docteur Baillarger.)

Les faits que nous venons de citer prouvent que si le transport d'une famille goîtreuse dans un pays sain empêche la dégénérescence physique, il ne suffit pas toujours pour détruire, chez tous les membres de cette famille, l'influence de l'hérédité, ainsi que le pensent quelques médecins de l'Isère et de la Savoie.

Si l'on remonte, par la pensée, à l'époque où les premiers

habitants de nos contrées sont venus s'y établir, on est bien obligé de chercher, parmi les *circumfusa*, les causes des premiers goîtres qui se sont manifestés.

Voilà, selon nous, comment les choses se sont passées : un certain nombre de journaliers ou de serfs, chargés des travaux agricoles les plus fatigants, qu'ils étaient obligés d'exécuter en plein soleil, sur des pentes ou dans des vallées exposées à l'action des vents froids venant des montagnes, ont subi l'action successive des causes goîtrigènes prédisposantes et occasionnelles ; ceux qui étaient mal nourris et logés dans des maisons malsaines et mal aérées, qui se trouvaient, en un mot, dans les conditions favorables au développement de l'anémie ou du lymphatisme, ont été atteints de goîtres qui ont passé à l'état chronique et héréditaire. Et, comme on ne possédait point, à cette époque, les moyens efficaces que l'on connaît aujourd'hui pour les combattre, on ne pouvait point arrêter les progrès et la transmission de ces maladies.

Nous terminerons ce chapitre de l'étiologie des engorgements thyroïdiens en indiquant les modifications importantes qui se sont opérées dans les idées de M. le docteur Garigou.

Dans une lettre qu'il nous a écrite le 20 mars 1877, ce savant chimiste résumait ainsi ses opinions actuelles :

« Je crois, disait-il, que chercher à attribuer l'apparition du goître à une seule cause est une faute : l'hygiène, la météorologie locale, la position sur tel ou tel terrain, l'usage de telle ou telle eau, sont autant des causes qui, combinées deux à deux, trois à trois, peuvent, d'après la constitution du sujet, déterminer la maladie.

» La position sur les terrains dits magnésiens, sans que *j'attribue aujourd'hui à la magnésie un rôle actif*, me paraît être une des causes favorables pour faire développer le mal.

» L'hygiène et la bonne nourriture m'ont paru être les causes les plus actives de la disparition de la maladie. »

Espérons que notre savant confrère nous fera encore quelques concessions, et alors nous serons tout à fait d'accord, ce que nous désirons vivement.

GOITRES AIGUS ET CHRONIQUES.

ÉTIOLOGIE ÉTUDIÉE DANS LES VALLÉES DES ALPES.

Le Puy-de-Dôme n'est pas le seul département où l'on ait observé les influences auxquelles nous avons attribué les goîtres aigus sporadique et épidémique ; ces influences, nous les trouvons, presque toutes, rangées parmi les causes auxquelles les auteurs classiques ont attribué l'endémie goîtreuse. Mais ces auteurs ne paraissent nullement avoir soupçonné le rôle particulier que joue chacune d'elles dans la production des engorgements aigus et chroniques du corps thyroïde.

Voici d'abord les renseignements qui concernent les effets des courants d'air qui descendent, le soir, du haut des glaciers et des montagnes, dans le fond des vallées, dont l'atmosphère a été fortement échauffée, vers le milieu du jour, par le soleil d'été.

M. Niepce, dans son important *Traité du goître et du crétinisme*, s'exprime ainsi :

« Dans les vallées, les gorges profondes des Alpes, dans les plaines du Piémont, la température a un effet bien prononcé sur la qualité de l'air. Dans l'été, vers le milieu du jour, les rayons du soleil, soit directs, soit réfléchis par les rochers dénudés, par les flancs escarpés des vallées, dans leurs fonds, l'immobilité des courants d'air, à ces heures, élèvent si fortement la température, la rendent si étouffante, que la respiration en est gênée. Les habitants placés dans cette atmosphère si humide et si chaude, sont obligés de rester dans leurs habitations ou sous les arbres, afin de se soustraire à son action débilitante et relâchante. On conçoit que cet état de l'atmosphère, persistant pendant un certain temps, les individus prennent les attributs du tempérament lymphatique; leurs chairs sont molles et comme boursouflées, la peau décolorée, une débilité générale s'empare d'eux. Dans ces vallées, pendant les soirées, l'air chaud se refroidit brusquement dès que le soleil a disparu de l'horizon et, à cette heure, souvent la température varie de plus de 16 degrés (1). »

(1) Ces différences auraient été bien plus grandes si l'on s'était servi, pour les apprécier, des thermomètres à minima et à maxima.

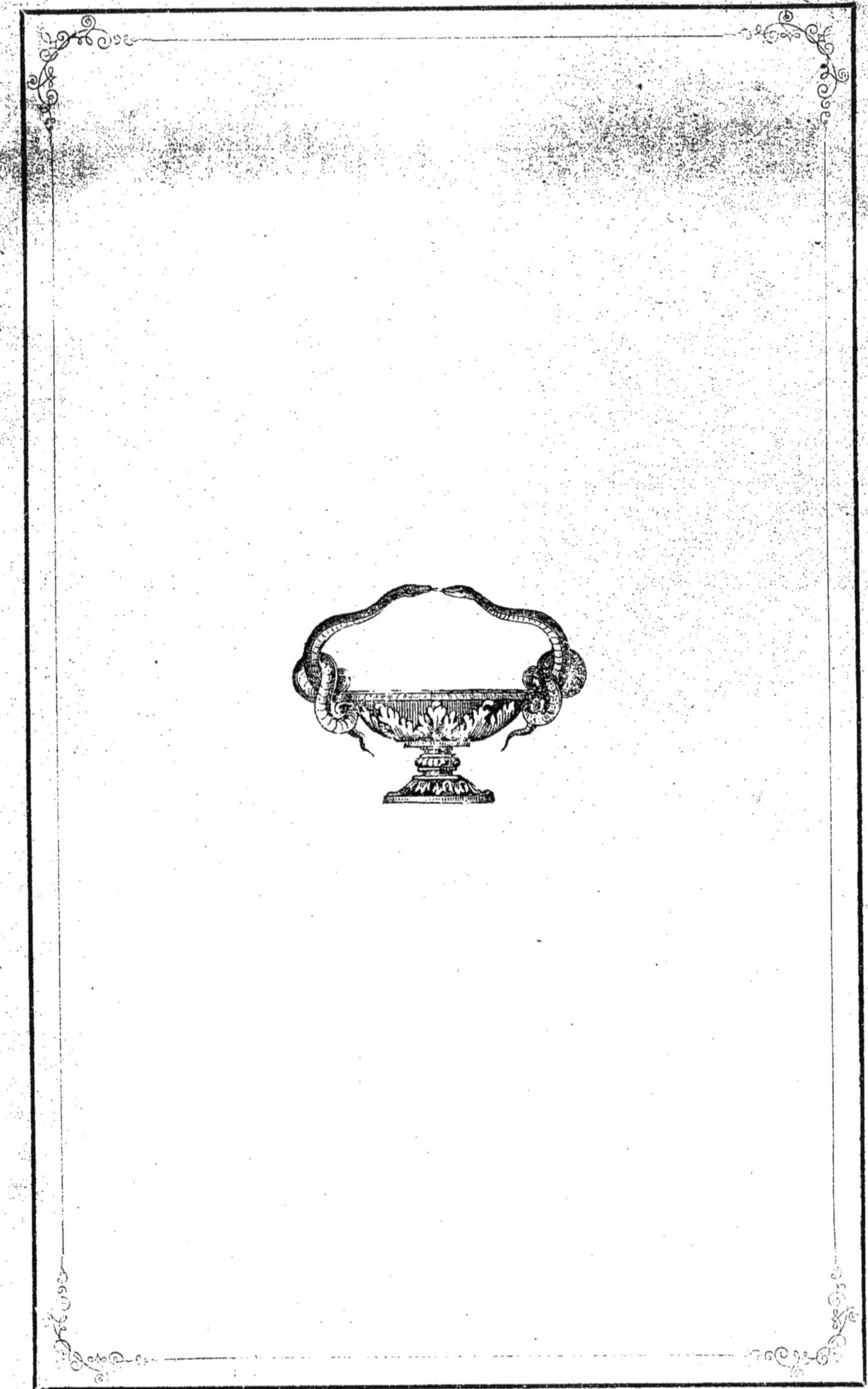

www.ingramcontent.com/pod-product-compliance
Ingram Content Group UK Ltd.
Pitfield, Milton Keynes, MK11 3LW, UK
UKHW020255250726
13967UKWH00004B/1695